MANUAL DE PREPARACIÓN
PARA LA FAMILIA QUE ESPERA UN *bebé*

Lisbeth Zumbado Valverde
María Solano Pizarro

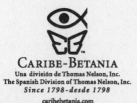

CARIBE-BETANIA
Una división de Thomas Nelson, Inc.
The Spanish Division of Thomas Nelson, Inc.
Since 1798-desde 1798
caribebetania.com

Caribe Betania Editores es un sello de Editorial Caribe, Inc.
© 2004 Editorial Caribe, Inc.
Una división de Thomas Nelson, Inc.
Nashville, TN., E.U.A.
www.caribebetania.com

ISBN: 0-88113-802-9

Dedicatoria

Agradecemos a Dios la oportunidad de participar en estos cursos de preparación para el parto, donde nuestro objetivo no es sólo transmitir conocimientos, sino crear un acercamiento con cada pareja, brindándole confianza, seguridad y apoyo.

Además, queremos agradecer a ustedes, las familias que esperan un bebé, por compartir con nosotros esa dulce espera. Deseamos que este manual les sirva como orientación en sus vidas y que les ayude a prepararse para ese acontecimiento único:

¡El milagro de la vida!

Prólogo

Desde tiempos remotos ha sido una preocupación la preparación psicofísica que reciben las parejas que esperan un hijo. En los últimos años esta preparación ha cambiado para favorecer el bienestar y la seguridad de la familia que espera un bebé.

Existen varias teorías acerca del dolor en la labor de parto y en el parto. Una de éstas es la del Dr. Dick Read, quien considera que el dolor no es inherente al trabajo de parto y al nacimiento; más bien propone que el dolor que experimenta la mujer durante este proceso tiene un origen cultural y psíquico, lo que produce la alteración del sistema simpático y activa las fibras del músculo uterino.

Según Read, esto crea una contraposición entre la parte inferior y la superior del útero, produciendo tensión excesiva y dolor. El principio básico de su teoría es vencer el temor, la tensión y el dolor, pues juntos dan lugar a un ciclo que se retroalimenta.

Conociendo las teorías que dan origen a estos cursos y las necesidades que expresan las gestantes, es que nos hemos dado a la tarea de realizar la presente guía de preparación para el parto.

Se trata de una revisión bibliográfica somera y dirigida a las familias que esperan un bebé, combinada con la experiencia y las observaciones profesionales de las autoras.

Tabla de contenido

Dedicatoria   III
Prólogo   IV
Objetivos   X
Ventajas   XI
Introducción   XII

Capítulo 1
Reproducción humana   **1**
  • Desarrollo embrionario y fetal   3

Capítulo 2
Órganos principales durante el embarazo   **7**
  • Útero o matriz   7
  • La placenta   7
  • Cordón umbilical   7
  • Líquido amniótico   8
  • El cérvix o cuello del útero   8
  • Membranas o bolsa de las aguas   8

Capítulo 3
Cambios generales durante el embarazo   **9**
  1. Peso corporal   9
  2. Temperatura basal   10
  • Modificaciones locales: 11
  - Mamas   11
  - Piel   11
  - Ovarios   11
  - Vagina   11
  - Vulva   11

Capítulo 4
Molestias en el embarazo   **13**
  • I Trimestre   13
  • II-III Trimestre   14

Capítulo 5
Cambios emocionales en el embarazo   **17**
- Período de alarma   17
- Período de aceptación   18
- Período de sobrecarga   18

Capítulo 6
Cuidados prenatales   **19**
1. Consulta prenatal   19
2. Cuidados de las mamas   20
3. Ejercicios   21
4. Empleo   21
5. Viajes   21
6. Baños   21
7. Vestuario   21
8. Cuidado de los dientes   21
9. Cambios vaginales   21
10. Actividad sexual   22

Capítulo 7
Nutrición y embarazo   **23**
- Nutrimentos   24
- Menú   25
- Recomendaciones   26

Capítulo 8
El parto paso a paso   **27**
¿Cómo nace mi bebé?
- Tipos de parto   27
1. Parto vaginal   27
2. Parto por cesárea   28
- Períodos del parto   28
1. Dilatación y borramiento   28
   a. Fase latente   29
   b. Fase activa   30
2. Expulsivo   35
   Episiotomía o piquete   36

3. Alumbramiento   37
4. Uterino   37
   Parto en el agua   37
   Analgesia epidural para el parto   39
   Técnicas de respiración   40
   Técnicas de relajamiento   42
   Consejos para su labor de parto   43

Capítulo 9
Cuidados después del parto   **45**
   • Cuidados de la episiotomía o piquete   46
   • Gimnasia post-parto   46
   • Depresión post-parto   48

Capítulo 10
Alojamiento conjunto   **51**
   • Definición   51
   • Objetivos   51
   • Normas de atención   51
   • Generalidades   51
   • El vínculo materno-paterno   52

Capítulo 11
Cuidados del recién nacido en el hospital   **53**
   • Cuidados inmediatos   53
   • Vacunación del recién nacido   55
   • Características fisiológicas del recién nacido   56
   1. Color   56
   2. Piel   56
   3. Respiración   56
   4. Cabeza   56
   5. Deposiciones   57
   6. Cólicos y vómitos   57
   7. Estornudos y congestión nasal   57
   8. Genitales   58
   9. Llanto   58
   10. Extremidades   58

11. Ojos   58
12. Cordón umbilical   59
• Cuidados del recién nacido en el Hogar   59
  Baño del recién nacido   59
  ¿Cómo evitar la pañalitis?   61
  Cuidados del ombligo   62
  Exposición al sol   62
  Vestuario del recién nacido   62
  ¿Cómo debe dormir su bebé?   63
  Controles médicos del niño sano   63
• Prueba del talón o tamizaje   64
  ¿Cuáles enfermedades detecta la Prueba del Talón?   64

Capítulo 12
Estimulación temprana   **67**
• Área sensoperceptual   68
  Desarrollo del sentido visual   68
  Desarrollo del sentido del oído   69
  Desarrollo del sentido del tacto   69
  Desarrollo del sentido del gusto   70
  Desarrollo del sentido del olfato   70
• Área del lenguaje   71
• Área personal social   72
• Área del desarrollo motor   75
• Recomendaciones   77

Capítulo 13
Lactancia materna   **81**
• Definición   81
• Anatomía del seno materno   81
• ¿Cómo se da la producción de leche?   82
  A. Hormonas   82
  B. Reflejos del recién nacido   83
• Mecanismo de succión   83
• Posición correcta del niño para amamantar   84
• Composición de la leche materna   86
• Ventajas de la lactancia materna   86
• Desventajas de la alimentación artificial   87

• Duración de la leche materna 87
• Tipos de leche materna 87
• Recomendaciones para una lactancia exitosa 88

**Capítulo 14
Alimentación del niño después
de los seis meses de edad 91**
 • Alimentación de 6 a 12 meses 91
 • Alimentación del niño a partir del año de edad 93
 • Recomendaciones generales 94

**Capítulo 15
Planificación familiar 95**
 A. Métodos naturales 96
 B. Métodos artificiales 97

Bibliografía 103

Anexos 105

Objetivos

1. Brindar información sobre el desarrollo del embarazo, el proceso de parto y post-parto como algo natural y saludable.

2. Preparar a la pareja para que participe activamente en todo el proceso del embarazo, parto, post-parto y cuidados del recién nacido.

3. Crear estrategias de alivio durante la contracción uterina, mediante técnicas de relajación y respiración.

4. Mejorar la condición física de la embarazada mediante la gimnasia.

5. Brindar información sobre la alimentación de la embarazada y el recién nacido después de los seis meses de edad.

6. Establecer una buena relación madre-padre-hijo(a) en forma temprana, mediante el Alojamiento Conjunto.

7. Fomentar en la madre el hábito de la lactancia materna.

8. Brindar orientación a los padres sobre estimulación temprana.

9. Dar información sobre métodos de planificación familiar.

10. Ofrecer orientación sobre cuidados post-parto.

11. Fomentar una paternidad y maternidad responsables.

12. Orientar a la pareja sobre la depresión post-parto.

Ventajas

1. Da mayor seguridad y confianza a la pareja.

2. Acorta la duración del trabajo del parto.

3. Disminuye el número de intervenciones quirúrgicas.

4. Oxigena mejor al niño(a).

5. Mayor disposición y confianza para atender al recién nacido.

6. Mejor acondicionamiento físico.

Introducción

El presente libro es una referencia de uso diario que brindará orientación a toda la familia gracias a la diversidad de temas que contiene. En él describiremos las diferentes opciones en la obstetricia moderna.

Por ser el embarazo un proceso en el que la pareja experimenta diferentes cambios, tanto físicos como emocionales, las molestias, temores y dudas son muy naturales. Ante esto, la participación en los cursos de preparación para el parto suelen ser de gran ayuda para toda la familia que espera. Dichos cursos les proporcionan los conocimientos básicos que ayudan a contemplar el embarazo, parto y post-parto como procesos naturales y saludables que servirán de apoyo y orientación para el cuidado del bebé.

Las principales teorías en que se basa este curso fueron formuladas por el Dr. Read, quien enfoca tres aspectos básicos (temor-tensión-dolor). Estos se logran aminorar mediante el dominio personal, seguridad y tranquilidad a través de todos los procesos del embarazo y parto. La intuición que desarrolla la gestante en el proceso de embarazo y parto es un elemento clave que la ayudará a culminar este acto sublime.

La experiencia del parto es única en cada mujer, ya que se percibe de forma muy propia, donde las actitudes mentales y las influencias culturales condicionan todo el proceso. Independientemente de los detalles del parto, compartirá con todas las madres del mundo el orgullo de ser mujer.

La familia debe considerar como transitorio y especial este proceso, durante el cual se dará cuenta de la gran oportunidad que se le presenta para comprender mejor el potencial del cuerpo humano y colaborar en equipo como futuros padres.

CAPÍTULO 1

Reproducción humana

Concepción

El inicio de la gestación se da con la unión de un huevo y un espermatozoide. La concepción sucede en virtud de tres eventos:

- Formación de gametos (huevo y espermatozoide)
- Ovulación (liberación del huevo)
- Unión de gametos (formación del embrión)

Ovulación

Se produce mes a mes dentro del folículo ovárico de la mujer.

En la ovulación, el óvulo se libera del folículo y viaja a través de las trompas de falopio debido a su movilidad.

Los óvulos se consideran fértiles cerca de 24 horas después de la ovulación. Si no es fecundado por un espermatozoide, el óvulo se degenera y obstruye.

Esperma

En cada eyaculación masculina pueden encontrarse de 200 a 500 millones de espermatozoides. Estos permanecen viables dentro del sistema reproductor femenino durante 2 a 3 días. Se desplazan gracias al movimiento flagelar de sus colas.

Fertilización

Se da en el tercio externo de las trompas de falopio. El óvulo fecundado inicia el viaje de la trompa hacia el útero, dividiéndose rápidamente sin aumentar de tamaño.

Implantación

El óvulo fecundado se implanta en el endometrio. Algunas mujeres pueden presentar un pequeño sangrado debido a la implantación. A partir de aquí se inicia el crecimiento y desarrollo del feto.

Aparato reproductor femenino

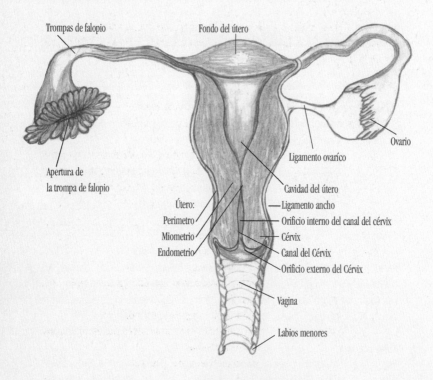

**Ovarios,
trompas de falopio,
útero y vagina**

Desarrollo embrionario y fetal

El desarrollo embrionario se divide en tres etapas:

1. **Huevo o preembrión:** Dura desde la concepción hasta el día 14.
2. **Embrión:** Desde el día 15 hasta cerca de las ocho semanas posteriores a la concepción.
3. **Feto:** Esta etapa se extiende desde las nueve semanas hasta que termina el embarazo.

La gestación dura aproximadamente diez meses lunares, nueve meses calendario, 40 semanas ó 280 días. La duración del embarazo se calcula partiendo del primer día de la última menstruación, hasta el día del nacimiento.

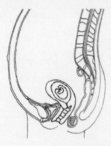

Primer mes

Mide 1 cm, aproximadamente.

Comienza a formarse el corazón.

Se fija a la pared uterina.

Se inicia la formación de la placenta, membranas y cordón umbilical. Tiene pulmones primitivos y el sistema nervioso central continúa en formación.

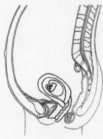

Segundo mes

Mide de 2.5 a 3 cm.

Se forma la cara.

Cabeza prominente, debido al desarrollo del encéfalo.

Se forman los órganos externos.

No se distingue el sexo, pero ya aparecen los genitales externos.

Esbozo de ojos, nariz y orejas.

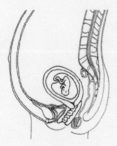

Tercer mes

Mide de 7 a 8 cm, pesa 30 gramos.

Se inicia la osificación.

Aparecen los brotes dentarios.

Formación de dedos de las manos y pies, con uñas blandas.

Los movimientos fetales no son percibidos por la madre.

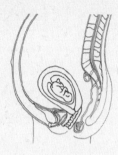

Cuarto mes

Mide 16.5 cm. Pesa 120 grs.

Genitales bien definidos.

Desarrollo de vísceras.

Lanugo (vello fino que recubre el cuerpo del bebé).

Huellas dactilares.

Puede chuparse el dedo.

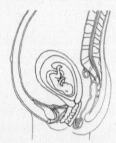

Quinto mes

Mide 25 cm. Pesa 250 grs.

Se escucha la frecuencia de los latidos del corazón.

Pulmones muy inmaduros.

Más desarrollo de corazón, hígado y bazo.

Movimientos fetales percibidos por la madre.

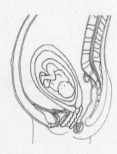

Sexto mes

Mide 30 cm. Pesa 680 grs.

Se considera viable, con poca posibilidad de sobrevivir.

Piel arrugada.

Vermix caseoso (Grasa normal que recubre el cuerpo del bebé).

Inicia el desarrollo muscular.

Empieza a tener pelo.

Se observan cejas y pestañas.

Puede escuchar sonidos.

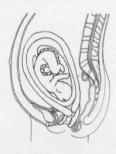

Sétimo mes

Mide 37 cm. Pesa 1 kilo.

Más probabilidades de vivir.

Se desarrolla el sentido del gusto.

Está prácticamente formado.

Realiza pequeños movimientos respiratorios.

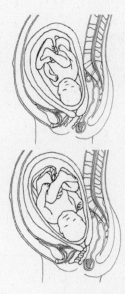

Octavo mes

Mide 42 cm. Pesa 1800 grs.

Tiene buenas posibilidades de vida.

Descienden los testículos.

Tiene uñas largas.

Noveno mes

Mide 50 cm. ($\pm$ 2 cm).

Pesa 3000 grs. (aproximado).

La piel está protegida por grasa.

El lanugo ha disminuido.

Se clasifica como un recién nacido a término.

Tiene uñas firmes.

El líquido amniótico ha disminuido.

Puede nacer en cualquier momento.

Crecimiento en el útero según la edad gestacional

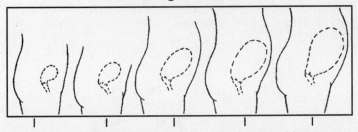

| 6 semanas | 12 semanas | 16 semanas | 20 semanas | 24 semanas |

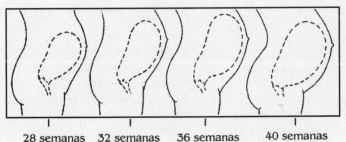

| 28 semanas | 32 semanas | 36 semanas | 40 semanas |

Desarrollo de extremidades superiores e inferiores

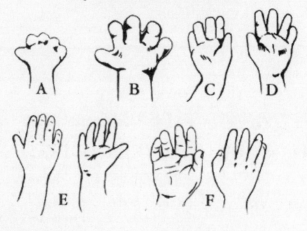

A) Brote de un miembro superior de un embrión de 12 mm de largo.

B) Brote de un miembro superior de un embrión de 15 mm.

C) Brote de un miembro superior de un embrión de 17 mm.

D) Mano de un embrión de 20 mm.

E) Dos vistas de la mano y el antebrazo de un embrión de 25 mm.

F) Dos vistas de la mano de un feto de 52 mm (según Retzius, de Scammon, en Schaeffer).

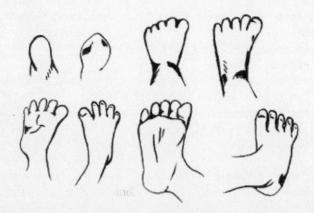

Estados en el desarrollo primitivo de la extremidad inferior, correspondientes a las edades gestacionales de las extremidades superiores.

CAPÍTULO 2

Órganos principales durante el embarazo

Útero o matriz:

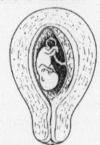

Es un músculo elástico donde se implanta el óvulo fecundado luego de su viaje a través de las trompas de falopio. Está formado por tres capas y su tamaño normal es el de una pera; aumenta conforme crece el bebé

Placenta:

Órgano uterino que se encuentra unido al feto a través del cordón umbilical.

Funciones:

- Proporciona los nutrimentos necesarios al feto.
- Alimenta al bebé.
- Elimina desechos.
- Intercambia oxígeno entre la madre y el niño.
- Filtro o barrera.
- Hace la función de los riñones, pulmones, intestino y corazón.

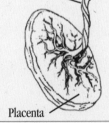

Cordón umbilical

Placenta

Cordón umbilical:

Es el vínculo entre la placenta y el feto. Tiene forma cilíndrica. En su interior, está compuesto por una vena y dos arterias.

Longitud: de 30 cm a 1 metro aproximadamente.

Grosor: de 1 a 2 cm de diámetro aproximadamente.

Es el encargado del intercambio de oxígeno entre la madre y el niño.

Líquido amniótico:

Medio acuoso, estéril, que se renueva periódicamente. Su volumen varía entre 500 cc y 2 litros. Depende de la edad gestacional.

Funciones:

> Proteger al feto de traumatismos e infecciones.
> Favorecer la dilatación.
> Lubrica el canal del parto.

Características normales del líquido amniótico:

> Transparente con grumos blancos.
> Olor a cloro (semejante al semen).
> Volumen variable (mientras más avanzado el embarazo, menor volumen).

¿De dónde procede el líquido amniótico?

> Trasudación de los vasos placentarios.
> Secreción de la piel del feto.
> Secreciones urinarias y digestivas del feto.

El feto traga pequeñas cantidades de este líquido para que su aparato digestivo inicie o practique sus funciones.

El cérvix o cuello del útero:

Es la parte más angosta del útero, la cual se abre o dilata, suaviza, acorta y borra.

Membranas o bolsa de las aguas:

Capas de tejidos resistentes, transparentes; están formadas por dos membranas llamadas: corion y amnios, que envuelven al feto, el cordón y el líquido amniótico dentro del útero.

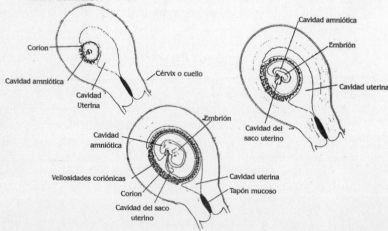

CAPÍTULO 3

Cambios generales durante el embarazo

Los cambios corporales varían de una mujer a otra. Dependen de varios factores; por ejemplo, las mujeres sanas se adaptan fácilmente a la sobreactividad funcional del embarazo, mientras que las que tienen un estado físico débil, por enfermedad u otros factores, pueden descompensarse con facilidad. En estas últimas podemos encontrar desnutrición, miedo, tensión psíquica, estrés, drogadicción o alguna otra patología agregada.

Cambios fisiogravídicos:

Existe otra serie de cambios que la mujer va a detectar fácilmente conforme avance su embarazo, como:

1. Peso corporal:

Se experimenta un aumento de peso próximo al 20% por encima del peso habitual, que se distribuye de la siguiente manera:

Crecimiento mamario	=	1 kg
Bebé	=	3 a 3.5 kg
Útero	=	1 kg
Placenta	=	1 kg
Líquido amniótico	=	1 kg
Volumen sangre	=	2 kg

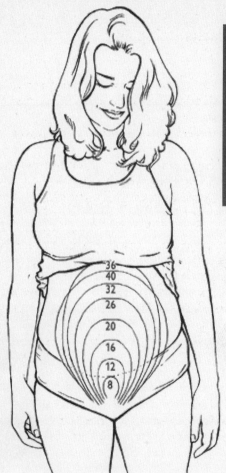

Edad Gestacional	
Mes	Semanas
1	4
2	8
3	13
4	17
5	22
6	27
7	32
8	36
9	40

Altura aproximada del fondo uterino
durante las primeras semanas.
Se mide en centímetros.

2. Temperatura basal:

Desde el comienzo del embarazo se registra un ligero incremento térmico (0,3 a 0,6° C) sobre la temperatura basal normal que es entre 36° C y 37° C.

Modificaciones locales:

Mamas:

- Aumenta su sensibilidad y tamaño, hay sensación de hormigueo.
- Los pezones aumentan de tamaño, se pigmentan, son más eréctiles.
- La Areola se pigmenta, se torna más oscura.
- Se produce la red venosa de Haller (debido a un mayor aporte sanguíneo), las venas son más visibles.
- Aparecen los tubérculos de Montgomery (glándulas sebáceas hipertrofiadas que lubrican el pezón para la lactancia).
- Aparece el calostro después del sexto mes de embarazo.

Piel:

- Aparece el «cloasma», manchas o cambios de pigmentación en la cara y cuello.
- Aumenta la pigmentación en la línea media abdominal.
- Aparecen estrías rojizas en la piel, las cuales son más comunes en el abdomen, pechos y muslos, debido al excesivo estiramiento de las fibras de la dermis.
- Se presentan «arañas» vasculares (son más comunes en las piernas).

Ovarios:

- Se anula la actividad folicular y la ovulación.
- Forman el cuerpo lúteo amarillo, lo que garantiza la implantación y el desarrollo de la placenta.

Vagina:

- Aumenta la vascularidad, la vagina se torna de color violáceo.
- Aumenta la acidez vaginal (cambios en el ph vaginal).
- Aumento de flujos vaginales blanquecinos (leucorrea).

Vulva:

- Hay hipertrofia de los labios mayores y menores, que toman un color púrpura oscuro.

CAPÍTULO 4

Molestias en el embarazo

1er trimestre

Recomendaciones

NÁUSEAS Y VÓMITOS

- Evitar olores fuertes.
- Comer galletas de soda antes de levantarse.
- Dividir las comidas en seis tiempos, comer poca cantidad.
- Evitar comidas grasosas.
- Ingerir comidas secas con líquidos entre alimentos.

MICCIÓN FRECUENTE

- Orinar cuando tenga necesidad.
- Aumentar la ingesta de líquidos de día, reducirla sólo en la tarde.

HIPERSENSIBILIDAD MAMARIA

- La copa del sostén debe abarcar toda la mama.
- Tratar de mantenerse con el sostén puesto la mayor parte del tiempo.

AUMENTO DE SECRECIONES VAGINALES

- Limpieza, baño diario.
- Evitar duchas vaginales caseras. Solo prescritas por el médico.
- Prefiera ropa interior de algodón.

PTIALISMO

- Enjuagues bucales astringentes.
- Goma de mascar (sin azúcar) o caramelos duros.

2do y 3er trimestre

PIROSIS

Por elevación de la progesterona se produce un aumento de la motilidad del tracto gastrointestinal. El desplazamiento del estómago produce un aumento de la regurgitación de ácido gástrico hacia el esófago.

- Hacer comidas ligeras y más frecuentes.
- Tomar antiácidos.
- Evitar comer en exceso, sobre todo los alimentos grasosos y fritos.
- Recostarse después de comer, preferiblemente de su lado izquierdo.

EDEMA DE LOS TOBILLOS

- Elevar las piernas cuando se siente o descanse.
- Evitar medias apretadas.
- Evitar cruzar las piernas.

VENAS VARICOSAS

- Elevación frecuente de las piernas.
- Evitar cruzar las piernas, estar de pie mucho rato y no utilizar medias apretadas.
- Uso de medias elásticas.

HEMORROIDES

- Evitar estreñimiento mediante dieta balanceada. Incremente el consumo de fibras naturales.
- Baños de asiento.

ESTREÑIMIENTO

- Aumentar el consumo de líquidos, fibras y practicar ejercicios.
- Evacuaciones regulares.

DORSALGIA
(dolor de espalda)

- Realizar ejercicios de mecánica corporal.
- Evitar trabajos pesados y zapatos de tacón alto.
- Evitar levantar objetos pesados.
- Use faja prenatal.

CALAMBRES EN LAS PIERNAS

- Evitar doblar las piernas.
- Realizar gimnasia.
- Utilizar calzado adecuado.

DESMAYOS
(debido a hipotensión o anemia)

- Levantarse despacio.
- Evitar estar de pie por tiempo prolongado en ambientes cálidos o congestionados.
- Mantener una dieta balanceada.

AUMENTO DE SUDORACIÓN

- Higiene y baño diario.
- Utilizar ropa fresca.
- Dúchese cuantas veces lo desee.

En el transcurso de la gestación, la gestante tiende a desplazar el tronco y la cabeza hacia atrás para compensar el aumento de peso, debido al crecimiento del abdomen y de las mamas. Esta postura exagera notablemente las curvaturas de la columna vertebral. Es importante que la embarazada procure mantener la columna lo más recta posible.

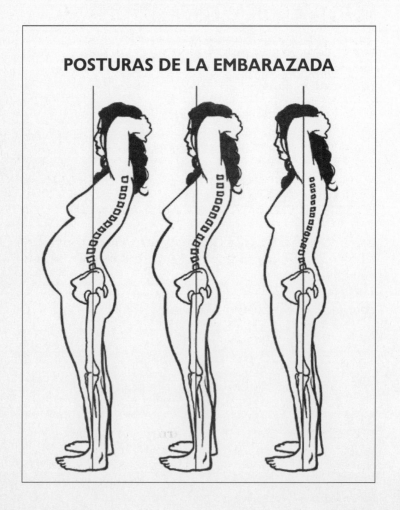

POSTURAS DE LA EMBARAZADA

CAPÍTULO 5

Cambios emocionales en el embarazo

La llegada de un nuevo ser involucra a todos los miembros de la familia. Cada uno de ellos la vive y se adapta de manera individual.

En la actualidad, el embarazo representa una crisis de maduración en la que se asumen nuevas responsabilidades. Hoy en día la mujer participa de la vida familiar, así como de la económica, social y política de su país. El padre tiene una participación más activa y directa en todo el proceso de embarazo, parto, post-parto y cuidados del niño; ambos deben adaptarse a su nuevo papel de padres.

Durante el embarazo, la mujer experimenta una serie de transformaciones emocionales, los cambios en el estado de ánimo, temores y ansiedad pueden estar asociados a:

- Planeamiento del embarazo
- Antecedentes culturales
- Trabajo, seguridad económica
- Estado civil
- Relación de pareja
- Actitud de la mujer
- Número de hijos, espacio intergenésico y otras

1er. trimestre (Período de Alarma o Intolerancia)

Se caracteriza por ser un período expectante. Debido a todos los cambios que le ocurren a la mujer, puede sentirse a veces sola y alejada de los demás, o bien un fuerte deseo de protección. Puede pensar que no era el momento para ser madre, aun cuando el embarazo se desee o no.

Al principio de la gestación ocurren numerosos cambios fisiológicos, los cuales, en la mayoría de los casos, no son percibidos por la madre. Se experimentan fuertes cambios emocionales durante los cuales el concepto de sí misma cambia al prepararse para la maternidad, pues le da más valor a su autoimagen, a sus creencias, principios, prioridades, patrones de comportamiento, relaciones con los demás y a su compromiso serio con la vida. Necesita decirse «voy a ser madre», «voy a tener un bebé», para creer que una nueva vida se desarrolla dentro de ella, ya que sus pensamientos se centran en sí misma y siente el embarazo como «irreal», como si fueran un mismo ser.

El apoyo emocional de la pareja y la familia desempeña un papel muy importante en el éxito de este proceso.

2do trimestre (Período de Aceptación)

Se estabiliza la relación entre el bebé y la madre. Es una época placentera para la embarazada porque coincide con la ilusión del futuro. En esta etapa la madre mostrará felicidad y placer por el embarazo, con menos molestias físicas y un alto grado de tolerancia a todos los cambios que está experimentando.

El grado de aceptación que la mujer tenga a su embarazo se refleja en la disposición y en las repuestas emocionales que ella tenga.

En esta etapa, el sentir los movimientos del bebé hace cambiar su pensamiento, ya que lo siente como un ser «independiente» y puede decir «tengo un bebé», el cual se convierte, para la familia expectante, en una realidad.

3er trimestre (Período de Sobrecarga)

La imagen corporal de la mujer se ve afectada por la normal ganancia de peso al final de la gestación, pero el acontecimiento está tan cercano que la embarazada vive más en el futuro que en el presente.

Se centra en sí misma para efectuar todos los preparativos del nacimiento de su hijo. Se torna más sensible y pasiva. Sus pensamientos se dirigen a las características físicas del bebé y la familia se prepara para el nacimiento.

Durante esta etapa se puede presentar ansiedad, debido a que la mayoría de las mujeres tienen miedo al dolor y a lo desconocido del proceso del parto.

Al aproximarse la fecha es normal la preocupación que sienten por mantener el control mental durante todo el proceso de parto.

Esta es una etapa llena de tensión, se recomienda descansar mucho y hacer un plan que involucre a toda la familia para el nacimiento del bebé. Los gustos y preferencias de la embarazada deben prevalecer, confíe en sus instintos de mujer.

Capítulo 6

Cuidados prenatales

Son todos aquellos cuidados que la familia expectante realiza durante el embarazo y el parto, a fin de que culminen con un bebé sano, sin que se deteriore la salud de la madre.

1. Consulta Prenatal

Son los cuidados médicos o de enfermera obstetra que se le brindan a la gestante durante el proceso del embarazo. Su objetivo es la prevención y detección de problemas materno-fetales. El control prenatal óptimo debe cumplir con cinco requisitos:

1. Precoz o temprano
2. Periódico o continuo
3. Completo e integral
4. Externo o de amplia cobertura
5. Con enfoque de riesgo

Dentro de la consulta (pública o privada) se evalúan los siguientes parámetros:

- Entrevista
- Historia clínica
- Confección del carné prenatal y expediente clínico
- Determinar edad gestacional y fecha probable del parto
- Evaluar peso corporal y signos vitales maternos
- Medir y evaluar crecimiento uterino
- Evaluar estado y hábitos alimenticios
- Examen físico completo

- Exploración ginecológica:
  a) Exploración de mamas
  b) Examen Papanicolau
- Maniobras de Leopold (verificar posición del bebé)
- Pruebas de bienestar fetal
- Evaluar riesgo perinatal
- Exámenes de laboratorio
- En embarazos de alto riesgo o patologías agregadas se recomiendan interconsultas con otros especialistas

Recuerde solicitar copia del expediente clínico o su Carné de Control Prenatal. En él se anotan todos los datos de su embarazo, y debe presentarlo en el momento de ser internada en el hospital.

2. Cuidados de las mamas
Objetivos:
Conservar la forma de los senos y evitar el dolor de espalda.
Para un mejor ajuste y apoyo, el sostén debe tener:

      1- Tirantes anchos, no elásticos
      2- La copa debe abarcar toda la mama
      3- Debe permitir la expansión del tórax
      4- El baño diario es suficiente para mantener el aseo de las mamas
      5- Use jabones neutros
      6- Exponga sus pechos al sol
      7- No se recomiendan ejercicios o masajes en las mamas

3- Ejercicios
      1- No limitarse pero tampoco excederse
      2- Realizarlos si no hay contraindicación médica
      3- No realizar actividades peligrosas
      4- El reposo excesivo no es conveniente
      5- Ayudan a acondicionar y dar tono muscular
      (Ver Anexo)

Beneficios

- Mejoran la imagen de sí misma
- Aumentan el rigor
- Mejoran el sueño
- Alivia la tensión
- Facilitan la función intestinal
- Mejoran la recuperación post-parto

Contraindicaciones

- Problemas del corazón
- Antecedentes de amenaza de parto prematuro
- Gestación múltiple
- Hemorragias vaginales
- Antecedentes de abortos
- Recomendación médica

4. Empleo

- No es perjudicial
- Evitar ambientes con riesgos de toxicidad
- Evitar el esfuerzo excesivo
- Tomar en cuenta la incapacidad por maternidad

5. Viajes

- Se puede viajar si no hay complicaciones y no está contraindicado (viajes en avión antes de los siete meses)
- Durante viajes largos en automóvil descansar 10 minutos cada 2 horas (se recomienda no conducir después del sétimo mes de embarazo)

6. Baños

- Las veces que sean necesarios (si usted los necesita o desea)
- Para evitar accidentes use una alfombra de hule en la bañera
- Los baños de mar son contraindicados si se expone a fuertes olas

7. Vestuario

- Debe ser holgado y cómodo
- Evite ropas muy ajustadas y elásticas que dificulten la circulación
- Zapatos cómodos y bajos
- Use una faja maternal, ideal durante las horas de trabajo

8. Cuidado de los dientes

- Cepillarse después de cada comida
- Haga que un odontólogo la valore
- Evitar procedimientos mayores (extracciones, radiografías)

9. Cambios vaginales

- Un mayor flujo vaginal blanquecino (leucorrea) es normal
- Si las secreciones resultan molestas, con mal olor, picazón y cambios de color, debe consultar con su médico
- No se recomiendan duchas vaginales sin indicación médica

10. Actividad sexual

Posiciones para relaciones sexuales vaginales durante el embarazo

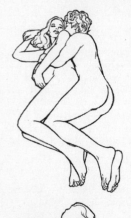

Los cambios anatómicos, fisiológicos y emocionales del embarazo hacen que la pareja tenga muchas dudas y preocupaciones acerca de la actividad sexual durante la gestación.

Las relaciones sexuales no suelen causar ningún daño a las mujeres embarazadas sanas ni a su bebé. En uno de los pocos estudios realizados para establecer el efecto del coito sobre el embarazo, se logró demostrar que no influyen como causa de parto prematuro, ruptura de membranas, hemorragia o infección, lo que permitió llegar a la conclusión de que no es necesario abstenerse, ni siquiera en la última semana de embarazo.

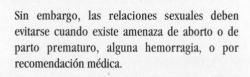

Sin embargo, las relaciones sexuales deben evitarse cuando existe amenaza de aborto o de parto prematuro, alguna hemorragia, o por recomendación médica.

En el tercer trimestre el interés sexual puede disminuir debido a que la mujer se siente cada vez mas incómoda y fatigada. Además, puede presentar dolor en los ligamentos pélvicos.

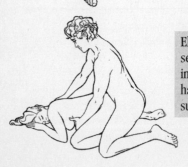

El mayor volumen de su abdomen y la sensibilidad de los senos pueden hacer incómodas las posiciones convencionales para hacer el amor. Ensaye otras posiciones y pida a su pareja que sea muy comprensiva.

Capítulo 7

Nutrición y embarazo

El embarazo produce un incremento en las necesidades nutricionales de la madre y el feto. Se sabe que ese aumento es de 500 kcal adicionales al requerimiento energético normal de la madre (Krause, 1995).

También aumenta la demanda de hierro y ácido fólico debido a que estos nutrimentos intervienen en los procesos de formación de órganos como la sangre y el sistema inmunológico, por lo que se debe reforzar la dieta con alimentos que sean fuente de estas sustancias, como las carnes rojas, harinas y cereales integrales, huevos, productos lácteos y vegetales verdes y amarillos (JAMA, 1999).

Estudios epidemiológicos han demostrado la asociación directa entre la dieta que sigue la madre durante esta etapa y el estado del niño al nacer. Se ha encontrado que las madres que no se alimentan en forma balanceada y nutritiva corren un alto riesgo de tener niños de bajo peso y talla, con un coeficiente intelectual bajo y un sistema inmunológico débil, lo que los hace más susceptibles a diferentes enfermedades y a contraer infecciones. (Cooper, 1992)

La alimentación de la mujer embarazada debe ser variada y tiene que incluir todos los grupos de alimentos. A pesar de que una mujer en la etapa del embarazo «puede comer de todo» hay síntomas típicos que puede padecer, como náuseas, agrura y acidez estomacal, estreñimiento, hinchazón de pies y manos, entre otros; lo cual implica que debe realizar cambios en la calidad de los alimentos que ingiere. (Krause, 1995)

En este sentido, la dieta debe estar compuesta por alimentos naturales o preparados en la casa de forma sencilla, sin condimentos artificiales y con una cantidad moderada de sal. Es importante que se reduzca el consumo de alimentos fritos, dulces, reposterías, gaseosas y alimentos empacados que pueden aumentar las calorías de la dieta y, por ende, contribuir al aumento de peso en la madre y a acentuar los síntomas anteriormente mencionados.

Es necesario que se comprendan las funciones de los diferentes nutrimentos en el organismo, y los alimentos que los contienen en mayor cantidad. Para ello se presenta el siguiente cuadro:

NUTRIENTE	FUENTE O ALIMENTO	FUNCION EN EL ORGANISMO
CARBOHIDRATOS	HARINAS, PLÁTANO, CEREALES, PAN, TUBÉRCULOS, COMO PAPA O YUCA	Aporta la energía necesaria para que se den los procesos de formación del niño y para que la madre pueda realizar las actividades cotidianas sin agotarse.
PROTEÍNAS	ALIMENTOS DE ORIGEN ANIMAL	Formación de pelo, piel, huesos, músculos, uñas, defensas del cuerpo y órganos en general.
GRASAS	ACEITES Y SEMILLAS	Fortalecimiento del sistema inmunológico, formación de células y como fuente de energía en momentos de urgencia (correr, parto).
VITAMINAS Y MINERALES	FRUTAS Y VEGETALES	Regulan la producción de energía, fortalecen el sistema inmunológico, previenen la oxidación de las células.
AGUA	AGUA	Principal componente del cuerpo humano, forma parte de la sangre y todas las secreciones; además, participa en todas las reacciones químicas para formación y producción de órganos y energía.

Menú

Patrón de alimentación

Desayuno:

$^1/_2$ taza de arroz con frijoles

1 paquete de galletas de soda o 1 bollito de pan

1 rebanada de queso blanco o 1 huevo

1 café con leche con 1$^1/_2$ cucharaditas de azúcar

1 fruta

Merienda:

1 fruta

1 tortilla con frijoles o picadillo

Almuerzo:

$^1/_2$ taza de arroz

$^1/_2$ taza de frijoles

1 porción pequeña de carne, pollo o pescado, NO frita

$^1/_2$ taza de vegetales cocidos en guiso o picadillo

1 taza de ensalada

1 refresco natural de frutas con poca azúcar

Merienda:

1 café con leche con poca azúcar

1 emparedado de queso blanco

Cena:

Sopa de vegetales con carne, pollo o caldo de frijol con huevo

$^1/_2$ taza de arroz

1 refresco natural de frutas con poca azúcar

Noche:

1 fruta o $^1/_2$ taza de yogurt

Esta forma de alimentación puede servir para la etapa del post-parto y lactancia materna, ya que contribuye a la recuperación de la figura y a mantener la energía necesaria para la producción de leche y para realizar las actividades diarias.

Recomendaciones generales para la alimentación:

1. Incluir en las comidas los principales alimentos de todos los grupos alimenticios para asegurar la ingesta de nutrimentos que necesitan el organismo de la madre y el niño.

2. Tomar líquidos entre comidas, sobre todo cuando hay náuseas o vómitos.

3. Si hay náuseas, comer los alimentos sólidos separados de los líquidos.

4. Evitar las comidas fritas, muy grasosas y condimentadas.

5. Evitar el consumo excesivo de alimentos procesados o empacados.

6. Evitar fumar e ingerir bebidas alcohólicas.

7. Consumir sal con moderación.

8. Restringir la ingesta de café y té.

Capítulo 8

El parto, paso a paso

¿Cómo nace mi bebé?

Todos los embarazos, partos y bebés son diferentes. Es una experiencia única en cada mujer, donde las actitudes mentales y las influencias culturales condicionan el proceso.

La intuición que desarrolla la mujer en el proceso de embarazo y parto es el elemento clave que le ayudará a culminar este acto sublime y compartir así con todas las madres del mundo el orgullo de ser mujer.

No estás sola en esta milagrosa experiencia, cuentas con el apoyo del personal de salud y tus seres queridos, que te guiarán a lo largo del proceso.

Tipos de parto

1. Parto vaginal

Conjunto de actividades naturales en donde las contracciones uterinas logran dilatar, borrar, descender y culminar con el nacimiento del bebé, salida de la placenta y membranas, con la ayuda intrínseca de la madre.

Desencadenamiento del parto

No puede atribuirse a una causa simple, sino a varios factores. Esto incluye cambios maternos en los niveles uterinos, cervicales e hipofisiarios. Sin embargo, todavía no se entiende por completo la forma en que ciertas alteraciones precipitan otras, dando inicio a la labor de parto.

Formas de inicio de la labor de parto

Espontáneo o natural:

Es el proceso en el cual se inician espontáneamente las contracciones uterinas, que producen cambios en el cuello del útero (dilatación y borramiento) y permiten el descenso del bebé a la pelvis y al canal vaginal.

Parto inducido:

Es cuando se utilizan ciertos medicamentos como la oxitocina para provocar el inicio de las contracciones uterinas.

Indicaciones: Embarazos prolongados después de las 41 semanas de gestación, muerte fetal, ruptura prematura de membranas o de la fuente, criterio médico.

Parto conducido:

Es cuando se utilizan medicamentos para ayudar a que las contracciones uterinas sean de mejor calidad. Se utiliza en la labor de parto o dilatación estacionada.

2. Parto por cesárea

Consiste en extraer al feto a través de una incisión quirúrgica. Se practica en la región baja abdominal hasta el músculo uterino. También se llama parto por vía alta.

Indicaciones:

- Estrechez pélvica
- Sufrimiento fetal agudo
- Desproporción céfalo-pélvica
- Embarazo gemelar en mala posición
- Hipertensión arterial con riesgo materno-fetal
- Enfermedades del corazón con riesgo materno-fetal
- Membranas rotas con horas o días de evolución, con riesgo obstétrico
- Valoración o criterio médico

Períodos del parto

1. Primer período
(dilatación y borramiento)

Va desde el inicio de la labor de parto (contracciones uterinas regulares), hasta que se complete la dilatación de 10 cm. Este período se divide en dos fases:

a) FASE LATENTE (de 0 a 4 centímetros)

Conocida con el nombre de pre-parto o fase lenta. Se experimentan contracciones irregulares en cuanto a intensidad, frecuencia y duración.

En esta fase no es necesaria la hospitalización ¿Por qué? Porque es la etapa más larga del proceso de labor de parto, y se recomienda que evolucione en el hogar.

Si presenta sangrado vaginal o ruptura de la fuente debe ir al hospital para ser valorada. Debe verificar que se trate de la fuente o líquido amniótico, y no de orines o flujo vaginal. Las características del líquido amniótico son:

- **Color:** Claro, transparente con presencia de grumos (como los del agua de coco). También puede ser verdoso o negruzco.
- **Cantidad:** Puede ser abundante o sólo gotas.
- **Olor:** Similar al cloro o semen.

Se puede presentar la expulsión del tapón mucoso (o muestras). Esto indica que el cuello del útero posiblemente se esté ablandando, acortando y dilatando. Este tapón mucoso es viscoso, amarillento y al desprenderse es normal que vaya acompañado de «hilos» o manchas de sangre, pero esto no es signo de alarma en un embarazo a término; se deben esperar otras manifestaciones para acudir al hospital.

Seguir los consejos para la labor de parto ofrecidos en la página 43.

Antes de acudir al hospital debe verificar la frecuencia de las contracciones, cuánto duran y cuántas contracciones ocurren cada 10 minutos. Cuando éstas sean cada 3 ó 4 minutos y duren 30 segundos o más, durante más de una hora seguida, es el momento de irse al hospital (estas recomendaciones son para las señoras con su primer embarazo). A partir del segundo embarazo deben irse al hospital cuando las contracciones ocurran cada 5 minutos.

Según se lo dicte su cuerpo, puede iniciar la práctica de ejercicios de respiración y relajación aprendidos en el curso de preparación para el parto.

¿Qué son las contracciones?
Son la fuerza del músculo uterino que ayuda a borrar y dilatar el cuello para expulsar al bebé, la placenta y las membranas.

Fenómenos pasivos del trabajo de parto:

1- Estiramiento muscular.
2- Expulsión del tapón mucoso.
3- Ruptura de la bolsa de las aguas o membranas.
4- Mecanismo del parto: da inicio la labor o trabajo de parto.

b) FASE ACTIVA (de los 4 a los 10 centímetros).

En esta fase las contracciones son diferentes a las de la primera: son más intensas, frecuentes y de mayor duración. Ya entonces debe estar hospitalizada.

Se le puede aplicar un enema evacuante (lavativa), a fin de prepararla para el momento de pujar. La función de esta lavativa es la eliminación de materia fecal del intestino. En la mayoría de los casos no es necesaria.

Las molestias de las contracciones dependen del umbral del dolor de cada mujer.

A la fase activa se le llama fase rápida ya que el proceso de la dilatación en el cuello del útero se completa a 10 cm y finaliza el descenso del bebé en la cavidad vaginal. Su organismo le enseñará qué debe hacer para facilitar el nacimiento de su bebé, escuche su cuerpo.

El tiempo que dura la labor de parto y la presión que ejerce la cabeza del bebé sobre la vagina, recto y espalda, varía según la madre, el tamaño del niño, de la pelvis, y la posición en que se encuentra el bebé.

En esta fase es normal el aumento de secreciones vaginales y se puede dar el reflejo del pujo debido a la compresión que ejerce la cabeza sobre la pelvis: No debe pujar aún, practique los ejercicios recomendados para esta fase.

Fenómenos activos del trabajo de parto:

1. Contracciones o dolores regulares
2. Reflejo de pujo

Tactos vaginales:

Son de mucha importancia para determinar las condiciones cervicouterinas como:

- Dilatación del cérvix
- Borramiento
- Estado de las membranas o la fuente
- Presentación del bebé (cabeza-sentado)
  y encajamiento o descenso de la cabeza

Dilatación:

Es la abertura del cuello del útero. Se mide en cm, de 0 a 10 cms.

4 cm

El trabajo de parto está
establecido.
Fase activa

5 cm

Las contracciones han llegado
a su intensidad máxima,
pero se harán más largas
y frecuentes

6 cm

Es posible que empiece a sentir
presión o una sensación de calor
durante las contracciones

8 cm

Las contracciones son más largas,
vienen cada dos minutos.
Se siente mucha presión vaginal

10 cm

La dilatación está completa.
Esperar que descienda la cabeza del bebé.
Ahora puede empujar al bebé.
Se presenta el deseo de pujo natural.

Borramiento:

Es el acortamiento en el cuello del útero. Se mide en porcentaje, de 0% a 100%.

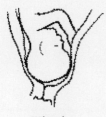

0% borrado
0 cm de dilatación

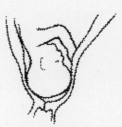

70% borrado
0 cm de dilatación

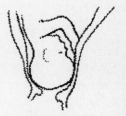

80% borrado
2 cm de dilatación

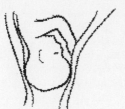

6 cm de dilatación

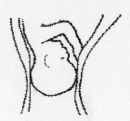

Dilatación completa
(10 cm de dilatación)
Total borrado

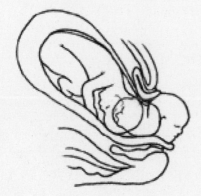

Descenso o rotación interna del bebé

Signos y Síntomas	Trabajo de Parto Verdadero	Trabajo de Parto Falso
Manchas de sangre o «muestras»	Generalmente están presentes; aumentan con los cambios cervicouterinos	No se presentan
Contracciones	Son regulares, con un incremento en intensidad y duración. Su frecuencia e intensidad aumenta progresivamente.	Irregulares; la frecuencia y la intensidad cambian.
Molestias	Frecuentemente se inician como dolor de ovarios, o molestias en la región lumbar y sacra, luego en el abdomen. Pero estos síntomas son diferentes en cada mujer.	Se localizan con frecuencia en el abdomen.
Actividad	La actividad (caminar) debe ayudar a aumentar las contracciones.	Frecuentemente las contracciones disminuyen caminando
Cambios cervicouterinos	El cuello uterino se borra y se dilata progresivamente.	No hay cambios cervicouterinos.

2. Segundo período (expulsivo)

Es el período comprendido desde la dilatación completa (10 cm) hasta el descenso y nacimiento del niño(a). Este período puede durar hasta una hora.

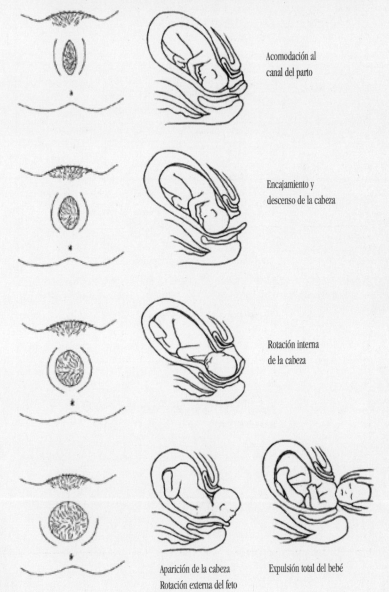

Acomodación al canal del parto

Encajamiento y descenso de la cabeza

Rotación interna de la cabeza

Aparición de la cabeza
Rotación externa del feto

Expulsión total del bebé

Episiotomía o «piquete»

Es una incisión quirúrgica que se realiza en el periné de la mujer en el momento del expulsivo. Esta práctica ha dejado de ser rutina en los hospitales, sólo en casos estrictamente necesarios, como: Tamaño del bebé y otros criterios obstétricos son los que hacen tomar dicha decisión.

Utilización de fórceps

Es un instrumento con forma de doble cucharas, que se coloca en la cabeza del feto para extraerlo. Sólo lo puede utilizar un especialista, en caso de emergencia.

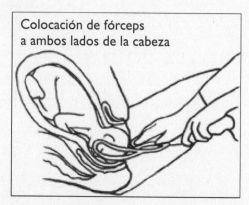

Colocación de fórceps a ambos lados de la cabeza

Cuando finalice el expulsivo y tenga a su bebé en brazos, va a sentirse tranquila y feliz. Trate de mantener a su hijo(a) piel con piel sobre su pecho, esto da seguridad, calor y fomenta los lazos afectivos entre madre e hijo.

Inicie la lactancia materna inmediatamente después del parto, idealmente en la propia sala de parto, y tendrá una lactancia exitosa.

¿Es posible tomar en brazos al niño recién nacido?

No sólo es posible, sino recomendable. La mujer podrá por fin percibir con todos sus sentidos la presencia del niño que se ha desarrollado en su interior. Además, así se minimiza el impacto que sufre el pequeño al salir al exterior. Sobre el vientre de su madre puede seguir percibiendo el latido de su corazón y el calor de su cuerpo. No obstante, lo primero y fundamental es la estabilidad y seguridad del bebé, por lo cual se debe respetar el criterio de los profesionales que atienden el parto.

3. Tercer período (alumbramiento)

Comprende desde el nacimiento del niño(a) hasta la salida de la placenta y membranas.

La placenta se desprende sola de la pared del útero. Esto no produce dolor, y puede tardar hasta 30 minutos en salir.

4. Cuarto período (uterino)

Va desde la salida de la placenta hasta 2 horas después del parto.

Cuidados durante el período uterino o post parto inmediato

- Vigilar estado general de la madre (conciencia y movilidad)
- Vigilar signos vitales maternos (presión arterial, pulso, respiración y temperatura)
- Vigilar sangrado vaginal (cantidad)
- Vigilar tono del útero (altura y tono)

Durante este período es posible que sienta pequeñas contracciones dolorosas llamadas «ENTUERTOS», debido a que el útero se contrae para volver a su tamaño normal.

La valoración del tono del útero por medio de la palpación es de vital importancia para su recuperación.

Si el dolor es poco tolerable, se recomienda algún analgésico por prescripción médica.

Parto en el agua

> *«En todo el planeta el agua siempre ha sido el principio femenino inicial, la madre de todas las cosas.»*

– Michael Odent

Nacer en el agua parece una de las formas más naturales de conocer el mundo. El recién llegado no siente el peso de la gravedad, ya que el agua lo sostiene tan suavemente como ninguna mano podría hacerlo.

Estar dentro del agua tibia garantiza a la mujer relajación, menos dolor y tolerar en forma natural todo el proceso de labor y parto. Además le permite participar activamente junto con su esposo en un nacimiento más gentil.

Cabe destacar que una valoración obstétrica es de vital importancia para que se lleve a cabo este proceso; conjuntamente con la decisión de la familia expectante. La paciente no debe tener historia reciente de infección, y los signos vitales maternos y fetales se presenten normales.

Otra de las ventajas es que hace innecesaria la episiotomía o piquete, ya que el agua tibia relaja y distiende con más facilidad los músculos del área perineal.

La libertad de movimiento y la posición vertical que adopta la madre facilita la salida del bebé a su nuevo mundo.

Otras ventajas para la madre:

- Restaura y devuelve a la mujer el proceso de controlar y dirigir el nacimiento de su bebé
- Se realiza la labor de parto en menos tiempo
- Relajación del piso pélvico (evita desgarros y episiotomía)
- Favorece el apego materno-paterno
- Fomenta la lactancia materna inmediata
- Aumenta o refuerza la autoestima

Ventajas para el bebé:

- Bebés más seguros de sí mismos
- Efecto relajante
- Lazos afectivos duraderos
- Desarrollo de un potencial humano más eficiente
- Acercamiento inmediato con sus padres
- Nacimiento más natural, suave y lleno de amor

Ventajas para el padre:

- Aumenta su autoestima
- Favorece el apego paterno
- Fortalece las relaciones conyugales
- Participa activamente en el nacimiento de su bebé

Analgesia epidural
para el parto*

Para aliviar los dolores que sufre la madre durante el parto, la mejor elección es la ANALGESIA EPIDURAL, la cual, a diferencia de la ANESTESIA EPIDURAL, brinda enormes ventajas, tanto para la madre como para el recién nacido.

Una «anestesia» se obtiene administrando altas dosis de anestésicos, los cuales pasan por la sangre de la madre y, a través de la placenta, llegan al niño, lo que da como resultado, con cierta frecuencia, un recién nacido deprimido.

Por el contrario, una ANALGESIA se logra aplicando dosis bajas de anestésicos, con las siguientes ventajas para la madre y el niño:

1. Se elimina el dolor de las contracciones uterinas, de la episiotomía y de la expulsión del niño.
2. La madre no pierde la sensación de presión en el periné producida por el descenso del niño y, como sus músculos abdominales no están paralizados, puede pujar mejor.
3. Se acorta el período expulsivo y disminuye el porcentaje de partos en los que se deben aplicar fórceps.
4. El recién nacido no presentará depresión anestésica, dada la limitada cantidad y acción del agente anestésico aplicado a la madre.

Por último, como la madre puede moverse libremente en la mesa de partos, la espera se le hace más llevadera.

Hay que aclarar que cuando se emplea ANALGESIA epidural, al llegar al período expulsivo la sensación de presión disminuye, por lo que es mejor aplicar dosis bajas del anestésico para no eliminar la sensación de pujo.

No se debe pasar por alto que, para una operación cesárea, la mejor elección es la anestesia epidural. Esta no alcanza a deprimir al niño, pues éste es extraído poco tiempo después de aplicada la anestesia y, además, como la madre está consciente, puede tener la enorme satisfacción de ver y tocar a su hijo.

---

*Tomado de la conferencia sobre «Analgésicos en el Parto» presentada por el Dr. Manuel A. Vega Guzmán en el Hospital Nacional de Niños, como parte de la XVII Semana Pediátrica Nacional de Costa Rica.

Técnicas de respiración

La respiración que se realiza como parte de la labor de parto durante las contracciones uterinas, le ayudará a:

- Oxigenar mejor su cuerpo y el de su bebé
- Relajarse tanto física como mentalmente
- Mantener la concentración en la respiración, desviando la atención del dolor

La respiración que se recomienda durante la labor de parto consiste en técnicas sencillas que le ayudarán a aliviar las molestias que producen las contracciones. Ponga en práctica estas técnicas respiratorias durante los segundos que dura la contracción uterina. Al finalizar, respire normalmente.

Las indicaciones para controlar la respiración son las siguientes:

- Cuando venga la contracción debe estar en la posición más cómoda posible (sentada, acostada, de lado, de pie o en cuclillas) utilizando almohadas o el apoyo de una persona, como mejor se sienta. Relaje todo su cuerpo, fije su mirada en un punto fijo con los ojos abiertos y concéntrese en respirar.

- Inhale profundo por la nariz, contando mentalmente hasta 5 (1-2-3-4-5). Retenga ese aire unos 5 segundos y luego exhale o bote ese aire lentamente por la boca con los labios entreabiertos, contando 5-4-3-2-1. Repita cuantas veces sea necesario hasta que la contracción termine. Esta es una fase inicial de labor de parto; es posible que sienta contracciones cada cinco minutos, con una duración aproximada de 30 segundos cada una. La dilatación del cuello del útero puede variar de 0 a 4 cm.

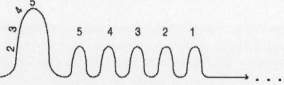

En etapas más avanzadas de labor de parto, las contracciones van a ser más seguidas e intensas, por lo tanto, las molestias aumentarán.

Según su cuerpo lo necesite, debe modificar su respiración. En esta etapa se recomienda que realice una respiración más superficial y procure una mayor concentración. Las indicaciones son las siguientes:

- Al sentir la contracción relaje su cuerpo, fije su mirada en un punto fijo y concéntrese en respirar.
- Inhale por la nariz, no muy profundo, contando mentalmente hasta 3 (1-2-3) luego exhale o bote ese aire por la boca, con los labios entreabiertos contando (3-2-1), repita las veces que sea necesario, hasta que la contracción termine. Puede sentir contracciones cada 4 a 3 minutos, cada una con una duración de unos 40 segundos aproximadamente. La dilatación será mayor de 4 cm. Se encuentra ya en una fase activa de parto.

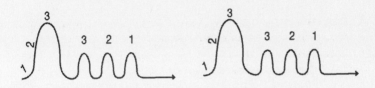

Cuando sienta que la molestia o umbral máximo de la contracción disminuye, retome las respiraciones profundas, hasta que la contracción finalice.

Etapa de Transición
En la etapa final de la labor de parto, con dilatación de 8 a 10 centímetros, empezará a sentir deseos de pujar y mucha presión a nivel de la vagina. Es el momento de volver a cambiar su técnica de respiración, ya que aún no debe pujar.

Cuando sienta el inicio de la contracción, coloque ambas manos en su abdomen, sentirá la contracción y los movimientos del bebé. Concéntrese en un punto fijo, con los ojos abiertos, tome aire profundo por la nariz, bótelo y diga al mismo tiempo: ja – ja – ja – ji – ji –ji - ji - ji- jooooo. Repita las veces que sea necesario hasta que la contracción termine. Pasada la contracción, respire normalmente.

Período Expulsivo
Se basa en el pujo voluntario. La mujer debe pujar sólo con la contracción uterina, según sean sus deseos. Se recomienda que el pujo no dure más de 30 segundos. Concentre el esfuerzo del pujo sólo en la región perineal, no ejerza presión en la garganta ni en la cara, ya que esto no ayudará al descenso del bebé a través del canal vaginal.

Cuando no tenga una contracción, relaje todo su cuerpo y respire despacio y de forma profunda, para oxigenar al bebé. Tome fuerzas y prepárese para la siguiente contracción.

Técnicas de relajamiento

Para todas las técnicas se recomienda:
A. Ambiente cómodo y agradable (puede escuchar música suave).
B. Posición cómoda. Use almohadas o acomódese como usted se sienta mejor.
C. Respire lenta y profundamente.
D. Concéntrese.

1) Relajamiento total:
A. Póngase en una posición cómoda.
B. Cierre los ojos.
C. Relaje todos los músculos.
D. Haga 5 respiraciones profundas (tome aire por la nariz y bótelo por la boca, liberando toda la tensión). Respire lenta y profundamente.
E. Chequee mentalmente cada parte de su cuerpo desde la cabeza hasta los pies, elimine cualquier tensión.
F. Concéntrese en el ritmo de su respiración y déjese llevar.
G. Continúe así 10-15 minutos. Después, haga otras 5 respiraciones profundas, abra los ojos y levántese lentamente, respire de forma normal.

2) Relajamiento total y conciencia del cuerpo:

Lo mismo que en el número 1, pero:
A. El esposo o acompañante le indica a la esposa relajar cada parte de su cuerpo.
    1) Relaje la cara (la frente, el maxilar).
    2) Relaje los hombros.
    3) Relaje los brazos.
    4) Relaje el tronco: piernas, pies, nalgas, etc.
B. Piense o use palabras como: aflojar, pesado, liviano, relajar.
C. El esposo o acompañante verifica el relajamiento.
D. Concéntrese en respirar normalmente.
E. Al final, haga otras 5 respiraciones profundas.

3) Relajamiento Progresivo:
A. El esposo o acompañante indica a la embarazada tensar una parte de su cuerpo:

1) Arrugue la frente.
2) Cierre el puño fuertemente.
3) Contraiga los músculos abdominales.
4) Doble la pierna hacia arriba.

B. Con los ojos abiertos, la mujer tiene que concentrarse en la tensión (aguantándola, estudiándola, sintiéndola).

C. El esposo o acompañante verifica el relajamiento de todas las demás partes del cuerpo.

D. Después de la orden de «relajar», él verifica el relajamiento de todas las partes del cuerpo de la embarazada.

4) Relajamiento al Tacto:

A. El esposo toca firmemente, con un movimiento lento y suave hacia afuera del cuerpo de su esposa. Ella se relaja y con el movimiento siente desaparecer la tensión.

B. Preparación:
1) Las manos deben estar tibias.
2) Toque firmemente.
3) Si está usando ambas manos, ponga la segunda mano antes de quitar la primera.

C. Técnica avanzada:
1) La esposa contrae una parte de su cuerpo.
2) El esposo observa dónde está la tensión.
3) El esposo pone su mano sobre el músculo tenso.
4) La esposa relaja la parte tensa, con el tacto de su esposo.

Consejos para su labor de parto

- Visite el área de maternidad, hable con la enfermera obstetra sobre: rutinas, papelería, confección de expedientes, qué llevar al hospital. Y exprésele sus dudas.
- Aprenda a conocer las contracciones uterinas, las cuales indican que su trabajo de parto va a comenzar.
- Mantenga una buena hidratación, beba jugos naturales, té, agua.
- En la fase latente realice actividades como: leer, caminar distancias cortas acompañada, charlar con amigos o familiares, escuchar música, ver

televisión, realizar trabajos manuales. Quédese en casa esperando otras manifestaciones.

- Es recomendable que la pareja permanezca sola en el proceso de labor de parto, y que las visitas sean después del nacimiento. Recuerde que usted es la que decide quien la acompaña en el momento del parto.
- Trate de mantener la calma, ya que los «nervios» no acelerarán el nacimiento del bebé.
- El esposo o acompañante debe situarse donde su esposa pueda verlo.
- Chupe hielo y caramelos (si no hay contraindicaciones médicas).
- Tome una ducha con su pareja, preferiblemente con una silla plástica en el baño; deje que el agua caiga sobre tu espalda. Su pareja puede darle un masaje en los hombros y piernas.
- Hable con la Enfermera Obstetra o persona encargada sobre el progreso de la dilatación y otras etapas de la labor de parto.
- Dígase y dígale frases positivas.
- Recuerde: Su cuerpo es fuerte y está preparado para parir.
- Orine frecuentemente, esto acelera el proceso de la labor de parto.
- Descanse entre contracción y contracción.
- Reduzca la intensidad de las luces.
- Póngase pañitos húmedos en la frente.
- Dé frecuentes masajes suaves en la espalda.
- Cambie de posición constantemente; siéntese, camine, acuéstese, apóyese con almohadas.
- Escuche música suave.
- Practique relajación y realice los ejercicios de respiración.
- Las contracciones uterinas son tus amigas, porque sin ellas el bebé no podría nacer.
- Cuando se acerca el nacimiento, las contracciones tienen características diferentes, son fuertes, duran más y el tiempo entre ellas se acorta cada vez más.
- Debe ir al hospital inmediatamente cuando:
  Se rompa la «fuente»
  Presente sangramiento vaginal
- Confíe en sus instintos y escuche lo que su cuerpo dice.
- No se puede predecir cuánto durarán la labor y el parto, cada mujer es diferente.
- Valore el umbral del dolor y pida ayuda al obstetra si la necesita.
- Disfrute el término del embarazo y acérquese al bebé con cada contracción... Será una experiencia única y maravillosa.

CAPÍTULO 9

Cuidados después del parto

- Es necesario levantarse y empezar a caminar en las primeras 6 horas después del parto, previa indicación médica. Así se previenen infecciones y trastornos circulatorios. Es importante bañarse diariamente.

- El útero o matriz, que creció durante el embarazo, debe recobrar su tamaño, posición y peso normal. Sentirá contracciones leves en el útero (entuertos), las cuales ayudan al útero a involucionar o recuperar su tamaño normal.

- Es habitual que durante los primeros días después del parto, la mujer presente sangrado transvaginal, el cual al inicio es rojo, luego se tornará rosado y por último será color café, similar al sangrado durante el proceso de la menstruación. Este sangrado se llama loquios y no debe tener mal olor. Su duración es de aproximadamente 8 a 10 días. Recuerde cambiar la toalla sanitaria 6 veces al día como mínimo, para mantener la zona genital lo más seca posible.

- Experimentará una leve sensación de ardor o calambres en los genitales, debido a que los tejidos están recobrando su tamaño normal.

- Los pechos deben mantenerse limpios y secos. Se recomienda usar protectores maternos y cambiarlos continuamente para evitar que queden residuos de leche. No debe aplicarse en los pezones jabón ni ninguna sustancia irritante. El baño diario es suficiente para mantener las mamas limpias.

- Para evitar que se agrieten los pezones ofrézcale al bebé pezón y areola. Adopte la posición correcta para amamantar. Ayuda aplicar la propia leche materna sobre los pechos y dejarla unos minutos al aire.

Cuidados de la episiotomía o piquete

- Limpieza diaria (agua y jabón únicamente).
- En caso de inflamación puede utilizar compresas de hielo.
- En caso de dolor puede utilizar algún analgésico indicado por su médico.
- Cambie frecuentemente la toalla sanitaria.
- No mantenga relaciones sexuales (hasta que se sienta bien).
- Vigile las características del sangrado vaginal.
- Vigile las características de la herida (no debe estar enrojecida, caliente, con secreción amarillenta y edematosa, éstos son signos de infección).
- Los hilos que se utilizan para suturar la episiotomía o piquete se caen solos aproximadamente a los 15 días.

Consulte a su médico si se presenta una de las siguientes alteraciones en el post-parto:

- Fiebres mayores de 39 ºC que se prolonguen más de 24 horas. Esta puede ser normal cuando baja la leche, y se acompaña de malestar general, pero no dura más de un día.
- Sangrado vaginal abundante (tipo hemorragia).
- Secreciones amarillentas y con mal olor por la vagina.
- Fuerte dolor de cabeza.
- Visión borrosa y mareos.
- Hinchazón persistente.

Gimnasia post-parto

La práctica de ejercicios físicos regulares y programados es el recurso ideal para facilitar la recuperación en el post-parto. Las mujeres pueden realizarlos en su hogar o acudir a centros especializados donde, junto a otras madres, tienen la oportunidad de aprender a ejecutarlos bajo una adecuada supervisión. Es muy conveniente iniciar los ejercicios cuando su médico la autorice.

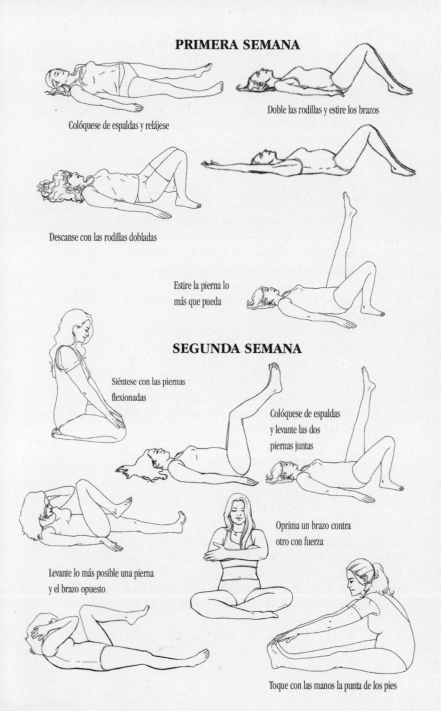

PRIMERA SEMANA

Colóquese de espaldas y relájese

Doble las rodillas y estire los brazos

Descanse con las rodillas dobladas

Estire la pierna lo
más que pueda

SEGUNDA SEMANA

Siéntese con las piernas
flexionadas

Colóquese de espaldas
y levante las dos
piernas juntas

Levante lo más posible una pierna
y el brazo opuesto

Oprima un brazo contra
otro con fuerza

Toque con las manos la punta de los pies

Depresión post-parto*

Es una tristeza intensa y persistente que se da en la mujer después del parto. Se caracteriza por cambios de ánimo profundos y temporales. Es causada por cambios hormonales o reacciones emocionales a la transición de la vida, incomodidad y fatiga. Suele aparecer entre la segunda y la octava semana después del parto. Los síntomas de la depresión pueden ser muy variados:

- Ansiedad.
- Insomnio.
- Cambios en el apetito.
- Sentirse incapaz de cuidar a su hijo(a) o de quererlo.
- Falta de aire o dificultad para respirar.
- Tristeza o ganas de llorar constantes sin motivo.
- Ira contra el bebé, su esposo o su familia.
- Ansiedad o ataques de pánico.
- Tristeza, pérdida de memoria y falta de concentración.
- Sentimientos de culpa.
- Falta de interés por las relaciones sexuales.
- Cambios de humor.

Si experimenta estos síntomas, busque ayuda profesional, le brindarán consejos y asesoramiento.

Es importante reconocer la situación, ayudar a la mujer a verbalizar sus sentimientos, ofrecerle apoyo y comprensión.

Factores de riesgo para la depresión post-parto

- Alto nivel de ansiedad en el embarazo.
- Conflictos de pareja.
- Ausencia de miembros de la familia en quien se pueda confiar.
- Depresión post-parto anterior.
- Historia de síndrome premenstrual severo.
- Historia de problemas de tiroides.
- Historia familiar de abuso sexual o físico, drogadicción o abandono.
- Sucesos estresantes recientes (ej: muerte de un ser querido).

Tomado de Hamilton, Harberger, 1992, Herz, 1992, Hunt, 1995

**Recomendaciones para enfrentar
la depresión post-parto**

1. Recuerde que la depresión es normal.
2. Descanse mucho; duerma siestas cuando el bebé lo haga.
3. Informe a la familia sobre los horarios de visita.
4. Practique técnicas de relajación aprendidas en el curso de preparación al parto.
5. Haga algo por sí misma.
6. Aproveche el tiempo en que su esposo o algún familiar cuida al bebé.
7. Tome duchas calientes.
8. Planifique un día fuera de casa con su bebé (visite amigos (as), parientes).
9. Hable con su compañero sobre sus sentimientos.
10. Dar el pecho es un proceso de aprendizaje para usted y su bebé. Tenga paciencia
11. Recuerde expresar lo que está sintiendo a la persona de mayor confianza para usted, su esposo o acompañante, amiga, familiar, médico o enfermera.

Busque espacios para sí misma, cosas que le sean placenteras, como:

- Disfrutar de la naturaleza.
- Hacer trabajos manuales.
- Leer y escribir.
- Caminar o ir al gimnasio.
- Escuchar música.
- Cuidar o sembrar plantas.
- Ir al salón de belleza.
- Nadar.
- Tomar clases de baile.

Este es un transtorno temporal, y con ayuda profesional puede superarse rápidamente.

CAPÍTULO 10

Alojamiento conjunto

Definición:
Se entiende por alojamiento conjunto la permanencia del niño junto a la madre y el padre desde el nacimiento, durante las 24 horas del día y mientras dure la estancia hospitalaria de ambos.

Objetivos:
1. Establecer una buena relación entre madre e hijo en forma temprana.
2. Fomentar el acercamiento entre madre e hijo, reducir la ansiedad de la madre y facilitar la atención del niño.
3. Favorecer la lactancia materna temprana.

Normas de atención:
1. Todo recién nacido debe ser valorado por el pediatra o enfermera profesional antes de llevarlo al cuarto de su madre.
2. A todo niño sano, después del nacimiento, se le debe dar el pecho para que se inicie la lactancia materna y la relación entre madre e hijo. Este contacto debe ser piel a piel y prolongarse de 5 a 15 minutos. Posteriormente, se realizarán los demás cuidados del recién nacido.
3. Si un niño requiere cuidados especiales o presenta algún tipo de riesgo, no será llevado al sistema de alojamiento conjunto hasta que el médico lo indique, y la madre debe estar en condiciones de recibirlo y atenderlo. Ella puede visitar a su bebé en la sala de neonatología.

Generalidades:
El apego madre-padre-niño se inicia desde la planificación y concepción del bebé. Para que este vínculo funcione es necesario fomentarlo con expresiones de amor, ternura y aceptación. El niño percibe mensajes de amor, paz, tranquilidad y ternura. Se siente protegido y libre de incertidumbre.

El vínculo materno-paterno:

En el parto, el niño es estimulado durante el pasaje del canal vaginal. Él siente masajes en todo su cuerpecito y disfruta ese pasaje, encontrando un estado altamente emotivo de su madre que está deseosa de ese encuentro con su bebé ya nacido. Esas manifestaciones de cariño ofrecen una oportunidad propicia para lograr que el vínculo dure toda la vida.

El momento clave del nacimiento es cuando los padres se encuentran con su hijo. Es el momento propicio para fomentar y formalizar el vínculo emocional, donde la madre y el padre deben descubrir a su niño, acariciarlo, hablarle, abrazarlo, mirarlo a los ojos, tranquilizarlo y decirle «mi amor, ya llegaste». El poder de esos minutos después del parto es como un éxtasis que brinda gran alivio y placer, no existen palabras para expresar los sentimientos que están viviendo madre, padre e hijo.

Actualmente se sabe que el niño dentro de la madre es un ser humano consciente, que lleva una vida activa. El bebé puede ver, oír, experimentar, degustar y, de manera primitiva, aprender en el útero antes de nacer. Lo más importante es que puede sentir.

Capítulo 11

Cuidados del recién nacido en el hospital

Cuidados inmediatos

Ya nací:
¿Sabés qué me hacen al nacer?

Todo recién nacido recibe una valoración inicial en la sala de partos o sala de operaciones que preferiblemente debe ser efectuada por un neonatólogo o enfermera. La persona encargada brindará los siguientes cuidados inmediatos y mediatos:

- En el momento en que sale la cabeza del bebé se aspiran las secreciones tanto de la boca como de la nariz con una pera de goma o hule.

- Si es posible, y dependiendo de la condición del recién nacido, se coloca inmediatamente en el pecho de su madre, piel a piel, antes de realizar los próximos cuidados.

- Se le coloca la pulsera con su respectiva identificación (apellidos, fecha, hora de nacimiento).

- Se pasa al bebé a una incubadora de calor radiante, donde se seca con una toalla tibia.

- Se pinza y liga el ombligo y se le administra alcohol.

- Se inyecta vitamina K (evita hemorragias en el recién nacido).

- Se aplica ungüento de terramicina en los ojos para prevenir una infección.

- Se pasa una sonda nasogástrica para valorar la permeabilidad del esófago (desde la boca hasta el estómago).

- El bebé debe ser pesado y medido.

- Se le toma la huella plantar, la cual debe estamparse tanto en el carné de salud como en el expediente clínico.

Luego de todas estas rutinas, el bebé se pasa de nuevo con su madre y se mantiene piel a piel para brindarle calor, fomentar la lactancia y los vínculos primarios.

El recién nacido será evaluado al minuto y a los 5 minutos de nacido con una calificación llamada Apgar, en la cual se valoran aspectos tales como:

- Frecuencia cardíaca.
- Esfuerzo respiratorio.
- Tono muscular.
- Reacción al estímulo.
- Color.

La puntuación de esta calificación oscila de 0 a 10. Se otorgan 2 puntos a cada aspecto mencionado; el resultado se anotará en el carné de salud de cada niño. Lo ideal es que la calificación sea mayor de 7.

Antes de que el recién nacido salga del hospital, necesita ser valorado por un especialista (neonatólogo), quien es el responsable de autorizar su salida.

Podrá consultar sus dudas tanto con el especialista médico como con el personal de enfermería, quienes le harán recomendaciones para el cuidado del bebé en su hogar.

Verifique que su bebé haya presentado sus primeras deposiciones (heces y orina) antes de salir del hospital.

Vacunación del recién nacido

Las vacunas con las que el niño debe salir del hospital serán:

1. Vacuna BCG

Su objetivo es proteger a todos los niños contra la tuberculosis pulmonar. Se aplica a todo recién nacido con peso mayor de 2500 gramos (única dosis). (No se usa en los Estados Unidos de América.)

Aplicación:
En el brazo derecho, en una zona donde se pueda identificar la cicatriz. En el caso de que el niño no presente cicatriz vacunal dentro de los seis meses posteriores a la aplicación de la vacuna, se debe acudir al Centro de Salud o pediatra para su respectiva valoración.

Evolución normal de la vacuna:
- **1º semana:** Mácula que, al inicio, es de color azulado.
- **2º a 4º semana:** La mácula se convierte en pápula.
- **5º a 7º semana:** Secreción de pus y formación de costra.
- **8º a 12º semana:** Termina el período de cicatrización.

No debe aplicarse ningún medicamento, alcohol u otro a la zona de la vacuna, ya que se inactiva la vacuna. Limpie únicamente con agua y jabón. No se recomienda colocar compresas calientes

2. Hepatitis B

Su objetivo es inmunizar contra la infección de hepatitis B.

Aplicación:
Se aplica en tres dosis. La ubicación ideal es en el brazo o en la cara anterior de la pierna, nunca en los glúteos. No tiene efectos secundarios para el bebé.

El esquema de vacunación puede variar según el país de nacimiento, o protocolos establecidos.

Características fisiológicas del recién nacido

1. Color

El cuerpo del recién nacido es de color rosado. Durante los primeros días los pies y manos pueden estar morados y fríos, debido a que la circulación de los recién nacidos es central. Algunos bebés adoptan un color amarillo pocos días después del parto (ictericia); en ese caso, consulte al pediatra.

2. Piel

- Puede estar cubierta por una grasa blanca (vermix caseoso), cuya función es proteger la piel del bebé.
- Puede presentar resequedad, sobre todo en las manos y pies. Utilice crema sólo por indicación médica.
- Puede nacer con puntitos blancos, llamados milio, en la nariz, frente y barbilla, los cuales se van reabsorbiendo solos.
- Pueden aparecer marcas rojizas en párpados y espalda. Desaparecen solas.
- Ciertas manchas oscuras, como moretes en la cintura o nalgas, sobre todo en bebés morenos, generalmente desaparecen a los pocos meses. Se conocen con el nombre de manchas mongólicas.

3. Respiración

- Es superficial, irregular, rápida, abdominal; 35-50 respiraciones por minuto.

4. Cabeza

- Puede ser de forma irregular debido al pasaje por el canal de parto. Toma su forma normal en unos días.
- Tiene puntos suaves, la llamada «mollera». Se trata de la fontanela anterior y posterior que se cierran entre los 12 y los 18 meses.

5. Deposiciones

Durante los primeros días las heces son negras, espesas y pegajosas. A esto se le llama meconio. Luego serán amarillas y líquidas, sobre todo en los bebés alimentados con leche materna; en los que toman fórmula, serán más duras y oscuras. El estreñimiento de hasta 5 días es normal en los recién nacidos. Vigílelo y consulte al médico.

6. Cólicos y vómitos

Los cólicos suelen presentarse en algunos niños, sobre todo en los alimentados con fórmula, debido a que durante la succión del biberón puede haber entrada de aire. Después de cada toma de leche se recomienda, mantener al bebé en posición vertical hasta que eructe o expulse el aire (algunos no presentan cólicos). Con frecuencia la expulsión de aire es acompañada por expulsión de leche o regurgitaciones. Esto no debe preocuparle. Dicha leche puede ser cortada o líquida. Si los vómitos son excesivos o de tipo proyectil, es recomendable consultar al pediatra.

Si lo observa incómodo, puede ayudarlo con las siguientes posiciones:

- Siéntelo en su regazo y, mientras le toca suavemente el abdomen, déle palmaditas en la espalda.
- Colóquelo sobre su hombro y déle palmaditas en la espalda.
- Acuéstelo boca abajo y déle palmaditas en la espalda.

7. Estornudo y congestión nasal

Es normal que los recién nacidos tengan estornudos, lo cual no quiere decir que estén resfriados. Algunas veces pueden presentarse acompañados de congestión nasal, sobre todo durante la noche. Se recomienda colocar 2 gotitas de suero fisiológico en cada fosa nasal; si es necesario sacar flemas utilice la pera de goma.

Además, las primeras noches, puede colocar un calentador en el cuarto donde duerma el bebé para evitar la congestión nasal. Tomar en cuenta la temperatura del día.

8. Genitales

En las niñas, las hormonas maternas pueden propiciar secreciones vaginales blancas y espesas. En ocasiones, puede ocurrir un leve sangrado vaginal, se considera normal. En ambos sexos puede brotar de los pezones un líquido lechoso. No presione, esto desaparece solo.

Es normal encontrar en las niñas sus genitales inflamados; en el niño puede apreciarse un aumento en el tamaño de los testículos, por líquido acumulado, el cual desaparece progresivamente.

9. Llanto

Es normal que los bebés lloren cuando están recién nacidos, ya que es el único medio de comunicación que tienen. Atienda siempre su llanto. Averigüe el porqué del mismo. Poco a poco, ustedes, como padres, sabrán diferenciar cuándo es un llanto de dolor, de hambre, de calor o de frío. Algunas veces es que el bebé tiene la necesidad de ser atendido, tómelo en sus brazos, acarícielo y arrúllelo.

10. Extremidades

Los recién nacidos suelen adoptar una posición con sus articulaciones dobladas, reminiscencia de la posición que ocupaban dentro del útero. El bebé irá adoptando con el paso de los días su posición normal.

11. Ojos

Pueden estar abiertos o cerrados. A los recién nacidos les molesta la luz directa.

Los párpados pueden estar hinchados debido al

parto o a la reacción al medicamento (antibiótico para prevenir infección en los ojos).

Pueden presentar venitas un poco irritadas debido a la presión al nacer. Usualmente esto desaparece sin tratamiento.

Pueden lucir bizcos al principio, porque los músculos oculares no están todavía adaptados.

Pueden ver bastante bien a corta distancia (20 cm) y realizar gestos.

12. Cordón umbilical

El cordón umbilical es cortado, puede ligarse o utilizar una prensa especial para ello. Al pasar los días el muñón toma un color negruzco, se endurece y se seca. Se caerá durante la primera semana. Cúrelo 3 veces al día y utilice solamente alcohol de 70°. No es necesario usar fajeros. Es normal que brote una secreción amarilla, purulenta y con mal olor, pues se trata de tejido muerto. Si nota que la piel alrededor del ombligo está caliente o enrojecida, puede ser signo de infección, consulte al médico.

Cuidados del recién nacido en el hogar

Baño del recién nacido

* **Consejos a las madres antes de empezar el baño del niño:**

1. Procure estar tranquila y relajada, haga unas respiraciones profundas y verá que su cuerpo y su mente se equilibran. No lo alimente antes de bañarlo (se puede vomitar).
2. Háblele a su niño con voz suave y cariñosa, él percibe el tono emocional de la voz materna y paterna.
3. Disfrute el momento del baño, debe ser un momento agradable para usted y su bebé.
4. Seleccione el lugar del baño, procurando que no sea ni muy alto ni muy bajo, y que esté iluminado y libre de corrientes de aire.
5. Aliste el equipo y la ropa que le va a poner.

6. Debe bañar al niño todos los días desde el primer día de nacido. Es preferible bañarlo siempre a la misma hora (7 am a 9 am).

7. No use talcos, lociones, aceites ni jabones con olor (si nota resequedad en la piel consulte a la enfermera o médico).

8. El baño debe ser más rápido en los primeros 10 días, ya que el niño pierde calor con facilidad.

9. El niño tiene, por lo general, las manos y los pies fríos, pues le llega menos circulación sanguínea a esas áreas.

10. Manténgalo abrigado de acuerdo a la estación del año.

11. La ropa debe ser confortable, prefiera la de algodón.

12. No le ponga fajero ni guantes.

13. Nunca deje solo a su niño en la bañera.

14. Tenga a su alcance aquellos artículos que pueda necesitar en el momento del baño.

Equipo para el baño:

- Una tina con agua tibia.
- Verifique la temperatura con el codo antes de bañar al bebé.
- Un paño suave para secar al bebé.
- 1 ó 2 paños pequeños para el baño.
- Jabón neutro (infantil).
- Aplicadores o algodón.
- 1 frasco de alcohol al 70%.
- Pañales a su gusto.
- La ropa que le va a poner.
- Un ahulado plástico.
- Una tijerita o cortauñas para bebé.
- Crema para el área del pañal.
- Cepillo suave o peine adecuado.

Procedimiento:

Lávese bien las manos, revise que sus uñas no esten muy largas y cuide de no tener con usted anillos ni objetos punzantes. Recuerde que debe bañar a su hijo como usted se sienta más cómoda y segura. Empiece siempre por la cabeza y termine con los pies. Deje la limpieza de los genitales para el final, haciéndolo de adelante hacia atrás.

Técnica del baño:

Varía según los hospitales, pero los principios son los mismos.

Durante el baño los padres se comunican con su bebé a través del tacto. Este momento proporciona una oportunidad especial para tocar y acariciar a su bebé. Puede darle masajes acariciándolo suavemente, lo que beneficiará su desarrollo y crecimiento, además, reafirmará el apego materno o paterno.

1. Los ojos se limpian primero. Los párpados, de adentro hacia fuera, con un algodón o un pañito húmedo.

2. Se inspeccionan los orificios nasales. Cuando hay moco, se elimina con un pedacito de algodón retorcido y húmedo. No introduzca aplicadores en el oído o la nariz.

3- Se limpia la cara sin jabón. A la cabeza se le pone poco jabón. Se retira el resto de la ropa y se continúa con tórax, brazos, manos y axilas. Inspeccione los pliegues del cuello para detectar la posible presencia de secreciones, inclínele suavemente la cabeza hacia atrás. Es importante mantener estos pliegues limpios para evitar irritación cutánea.

4. Lave el ombligo con agua y jabón.

5. Se continúa con los pies, piernas, ingles y espalda.

6. Luego los órganos genitales: los femeninos se limpian de adelante hacia atrás.

7. Enjuague todo el jabón con abundante agua.

8. Seque bien al niño, sobre todo en los pliegues del área que cubre el pañal.

9. Limpie el ombligo con aplicadores y alcohol al 70%.

10. Vístalo, abríguelo y coloquéselo al pecho para alimentarlo.

¿Cómo evitar la pañalitis?

El pañal, una necesidad absoluta, puede también ser causa de la pañalitis.

Los pañales crean un ambiente húmedo y caliente que está en contacto constante con la piel del bebé. Este ambiente promueve el crecimiento de bacterias. Además, se producen excoriaciones por la fricción constante del pañal. Para evitar esto:

• Revise o cambie los pañales cada tres horas o según sea necesario.

• Limpie al bebé suavemente para eliminar residuos de orina en la zona del pañal. Se puede hacer con algodón y agua o con toallitas húmedas que estén libres de alcohol.

• Debe limpiar de adelante hacia atrás, para evitar contaminación con materia fecal.

- Utilice crema para proteger la piel del bebé.
- Si utiliza pañales de tela debe lavarlos con un jabón suave, no use detergentes. Debe enjuagarlos muy bien para lograr la total eliminación del jabón.
- No utilice cloro. Se recomienda no utilizar gasillas o broches, ya que podrían causar accidentes.
- Utilice para fijar el pañal una cinta adhesiva, que deberá descartar cada vez que lo cambie.

Cuidados del ombligo

Después de lavarlo muy bien durante el baño con abundante agua y jabón, aplique alcohol de 70° en la base del ombligo. Puede hacerlo con un aplicador. Esto lo puede repetir 3 ó 4 veces al día. Notará que poco a poco se va secando, y se caerá en las primeras semanas. Cuando esto suceda, deberá seguir aplicando alcohol en la base del ombligo hasta que se seque completamente. Es normal que observe un tejido gelatinoso, amarillo. Conforme se va secando su consistencia va cambiando. Preocúpese únicamente si del cordón sale sangre y nota enrojecimiento a su alrededor. Recuerde que las secreciones son normales.

Exposición al sol

Antes se acostumbraba asolear al niño todos los días después del baño. Ahora se sabe que la piel sensible del bebé es muy susceptible a los efectos de los rayos ultravioletas solares. Los efectos nocivos pueden ir desde quemaduras hasta envejecimiento prematuro y cáncer de la piel a largo plazo.

En situaciones especiales se puede dar la icteria (piel amarilla), debida a un aumento de la bilirrubina en la sangre.

Consulte siempre al pediatra o neonatólogo sobre los beneficios y perjuicios del sol. Cumpla con sus recomendaciones.

Vestuario del recién nacido

El vestuario del bebé debe ser cómodo y adecuado, dependiendo del clima. Utilice ropa de algodón o franela. No use prendas de lana, que podrían producirle alergia. Al seleccionar la ropa de su bebé, piense primero en él, procurando que sea sencilla, con pocos adornos que puedan lastimarlo, sin elásticos, y de ser posible sin broches o botones grandes.

Evite telas ásperas, sintéticas y ropas muy ajustadas (con elástico). No debe ponerle guantes, ni fajero, ya que en lugar de ser una ayuda podrían causar múltiples problemas.

Se recomienda lavar la ropa del bebé antes de usarla, sobre todo la que viene sin empaque sellado. Las prendas del recién nacido, al igual que los pañales, no se deben lavar con detergentes, utilice un jabón suave, y absténgase de usar líquidos para dar olor a la ropa, ya que estos pueden provocar alergias.

¿Cómo debe dormir su bebé?*

La posición correcta para dormir recomendada por los especialistas con el fin de evitar accidentes a su bebé, es la siguiente:

- Para dormir acueste siempre al bebé boca arriba (sobre su espalda). Estudios científicos han comprobado que los niños sanos NO se ahogan con el vómito si se acuestan en esa posición.
- Los bebés deben dormir sobre superficies firmes.
- No ponga en la cuna juguetes u objetos que tengan cuerdas o tiras que el bebé pueda llevarse a la boca.
- Mantenga el cuarto de su bebé a una temperatura agradable. No permita que éste se caliente mucho. Durante el día es innecesario el uso de guantes, gorro u abrigos. No permita que fumen alrededor de su hijo. El fumar durante el embarazo, así como en la habitación donde se encuentra su bebé, aumenta el riesgo de Síndrome de Muerte Súbita y de enfermedades respiratorias.
- Mantenga un cuidadoso control prenatal y amamante a su bebé. La leche materna mantiene sano a su hijo (a) y reduce el riesgo de que pueda contraer infecciones respiratorias, gastrointestinales o de sufrir el Síndrome de Muerte Súbita.

*Tomado de: Hospital Nacional de Niños, Dirección Comunicación Organizacional.

Controles médicos del niño sano

• Prueba del talón	Primera semana
• Primera cita médica	A los 7 días de edad
• Segunda cita médica	Al mes
• Tercera cita médica	A los 2 meses
• Cuarta cita médica	A los 3 meses
• Quinta cita médica	A los 4 meses
• Sexta cita médica	A los 5 meses
• Sétima cita médica	A los 6 meses
• Octava cita médica	A los 8 meses
• Novena cita médica	A los 10 meses
• Décima cita médica	Al año de edad

Luego, cada año hasta los 6 años

Prueba del talón o tamizaje

Es una prueba que se realiza en casi todos los establecimientos de salud, públicos o privados. Consiste en extraer del talón del pie del niño, por sus partes laterales, unas gotas de sangre, las cuales se envían a un laboratorio nacional para ser analizadas.

Dicha prueba debe realizarse durante la primera semana de nacido del bebé, preferiblemente al 4to. día, ya que es cuando las hormonas y sustancias que causan las enfermedades se encuentran en sus concentraciones máximas. Sólo se informa o se localiza a los padres de los niños cuyas pruebas resulten alteradas, por lo que se recomienda anotar claramente la dirección y los teléfonos.

Recuerde que mientras más pronto se inicie el niño en el tratamiento y el régimen de alimentos especiales, menos probabilidades habrá de que sufra consecuencias futuras, ya que los riesgos serán minimizados.

Recuerde:

**ESTA PUNZADITA
PUEDE SALVARLE
LA VIDA A SU BEBÉ**

¿Qué enfermedades detecta la Prueba del talón?*

Anteriormente, sólo se diagnosticaban tres enfermedades. Ahora son cinco, las cuales se describen a continuación.

Enfermedad	Causa	Efecto	Tratamiento
Hipotiroidismo congénito	Funcionamiento inadecuado de la glándula tiroides, indispensable para el desarrollo del cerebro y para el crecimiento.	Retardo mental y problemas de crecimiento, entre otros.	Suministrar un medicamento en forma de tableta, como parte de los requerimientos diarios necesarios para el desarrollo normal del bebé.

FUENTE: Asociación Costarricense para el Tamizaje.

Enfermedad	Causa	Efecto	Tratamiento
Fenilcetonuria	Acumulación de la sustancia llamada fenilalanina, que está presente en los alimentos, incluyendo la leche materna.	Principalmente, retardo mental.	Proporcionar al bebé una dieta especial, con cantidades pequeñas de esta sustancia, para que no dañe su cerebro.
Jarabe de arce La orina tiene un olor típico a jarabe de arce, el bebé come poco, vomita y convulsiona	Incapacidad del niño para asimilar las sustancias lencina, isoleucina y valina, que se encuentran en los alimentos.	Los síntomas se presentan en la primera semana de vida. Si no se diagnostica y se trata a tiempo, el bebé puede morir.	Proporcionar al niño una dieta especial con cantidades pequeñas de estas sustancias para que no dañen su cerebro.
Hiperplasia suprarrenal congénita	Elevación en la sangre de la hormona 17 hidroxiprogesterona, que provoca un desequilibrio electrolítico.	Daño a nivel cardíaco, que puede provocar la muerte del bebé.	Suministrar medicamento indicado.
Galactosemia	Incapacidad del bebé para metabolizar la galactosa, que es un carbohidrato esencial.	Retraso mental, fallo hepático, cataratas, e incluso la muerte.	Dieta especial vitalicia y medicamento.

CAPÍTULO 12

Estimulación temprana

Se denomina ESTIMULACION TEMPRANA al conjunto de acciones que le brindan al niño, desde su nacimiento, toda la experiencia que él necesita para desarrollar, de la mejor forma posible, sus capacidades mentales, emocionales, sociales y físicas. Es, por lo tanto, toda actividad que, oportuna y acertadamente, enriquece al niño en el desarrollo de su inteligencia, su motricidad y su personalidad.

Dicha actividad puede involucrar objetos y siempre exige la relación entre el niño y el adulto. Esta puede producirse mediante gestos, murmullos, actitudes, palabras y todo tipo de expresión. Para una estimulación apropiada es esencial la intervención de los padres. La madre y el padre son indispensables en los primeros meses, pero se debe incorporar también al resto de la familia.

El estímulo debe ajustarse a la edad y al desarrollo previsto para esa edad. Tome en cuenta que la cantidad de estímulos debe estar estrechamente relacionada con la capacidad, el interés y la actividad de cada niño. No se le debe forzar, ni se le debe cansar. La relación con el niño y la comprensión de sus necesidades, da la medida exacta de la cantidad de estímulos que requiere.

Los períodos en que el niño se alimenta, se baña o se le cambia el pañal, los ratos en que se conversa con él y se orientan sus actividades, los momentos en que se le facilitan sus juegos, son ideales para aprovecharlos en su estimulación temprana.

Se debe estimular al niño de forma integral, es decir, a través de las diferentes áreas, las cuales son:

1) -Sensoperceptual (sentido visual, auditivo, tacto, gusto y olfato)
2) -Lenguaje
3) -Personal social (socialización - autoayuda)
4) -Desarrollo motriz (grueso - fino)

1)- ÁREA SENSOPERCEPTUAL:

Es el área donde debemos estimular y desarrollar cada uno de los sentidos: vista, oído, olfato, gusto y tacto. Un ambiente rico en estímulos sensoriales es muy importante para que la habilidad del niño progrese a través de sus etapas evolutivas. El niño recibe información a través de sus sentidos, de los objetos y sus movimientos.

Desarrollo del sentido visual

Durante los primeros meses de vida, el niño comienza a seguir objetos que se mueven lentamente, mira objetos y nota diferencias marcadas de colores; luego se desarrolla la coordinación mano-ojo (tomar objetos que están frente a él). Conforme va creciendo, amplía su campo visual y empieza a imitar los movimientos de otras personas, a tomar objetos y observarlos por todos lados, busca objetos o personas que se esconden frente a él, y puede disfrutar de láminas o libros.

Es necesario que el niño sea expuesto a un ambiente rico en estímulos visuales. Cuanto más temprano se inicie el entrenamiento visual más fácil será el aprendizaje.

Actividades:

1. Enseñarle objetos que se muevan más allá de la línea media.
2. Colocar en la cuna móviles a una altura donde los pueda tocar.
3. Mostrarle objetos y retirárselos de la vista para que los busque.
4. Trasladar al niño a diferentes ambientes dentro de la casa.
5. Dejar caer objetos cerca de él y estimularlo para que los localice.
6. Colocarlo frente al espejo para que vea su imagen reflejada.
7. Colocar al niño frente a usted y alejarlo.
8. Colocar al niño frente a usted y tirar una bola para que la apañe.
9. Manipular objetos de diferentes tamaños.
10. Pasar bloques de una caja a otra.

Desarrollo del sentido del oído

El murmullo de las voces y el contacto a través de las caricias son los primeros medios que el niño tiene para establecer y mantener una relación con su medio, de aquí la importancia de estimular el oído. El niño empieza a responder por medio de movimientos, de llanto, a sonidos fuertes o a diferentes voces de personas que se le acercan.

Actividades:

1. Hablar al niño mientras se alimenta, se baña, se viste o se cambia, para que por medio de sonidos guturales (gu-gu-da-da-ta-ta), corresponda a la voz humana.
2. Cantarle a la vez que se le hacen demostraciones de diferentes sonidos corporales para que los escuche: chasquido de la lengua, de los dedos, aplausos, estornudos, besos ruidosos, risas y otros.
3. Hacerle escuchar los sonidos que hacen los animales, uno por uno, y enseñándole el animal y/o la lámina de cada uno de ellos.
4. Hacerle escuchar los sonidos de los diferentes instrumentos musicales: tambor, pandereta, flauta, triángulo y platillos.
5. Hacerle escuchar sonidos fuertes y débiles.
6. Hacerle escuchar la ausencia y presencia del sonido.
7. Hacerle escuchar música variada.
8. Hacerle escuchar sonidos ambientales: cepillo eléctrico, licuadora, lavadora, radio, un carro que pasa, un avión, una sirena, el teléfono y el chorro de agua.

Desarrollo del sentido del tacto

El recién nacido experimenta sensaciones por medio del tacto y la temperatura. Durante los primeros días de vida, al tocar las mejillas del bebé, éste responde abriendo la boca, frunciendo los labios o haciendo movimientos de succión (también existen reacciones localizadas en la frente, estómago, pecho y oído). Hay dos fuentes principales para estimular «los sentidos de la piel» del bebé: los movimientos reflejos de su cuerpo, y el contacto y cuidado tierno de quienes se ocupan de él. Estas experiencias hacen que el niño cobre conciencia del mundo que existe a su alrededor. La estimulación táctil le permite al niño conocer su propio cuerpo y comenzar a notar las diferencias entre las cosas; por medio de los dedos y manos empieza a reconocer formas, espesores y texturas. Una variedad de texturas suaves, ásperas, duras, pegajosas, frías, son excelentes para iniciar el desarrollo del tacto.

Actividades:

1. Hacerle sentir el afecto al ser cargado por sus familiares.
2. Pasar diferentes texturas por todo su cuerpo: esponja suave, peluche, mota, liga, pedacito de alfombra, algodón, madera, crema, pincel, diferentes tipos de cepillos.
3. Hacerle caminar con ayuda sobre pavimento, tierra, baldosas y alfombra.
4. Hacerle sentir la pintura en sus manitas y pies al ser pintados por la madre o maestra.
5. Hacerle sentir en sus manitas, con mucho cuidado, la diferencia que hay entre el agua tibia y el agua fría.
6. Hacerle tocar, jugar con arena, piedrilla, aserrín, burucha, tierra, frijoles, arroz, masa, poliespuma, plumas, plastilina, telas, papel, plástico y goma.

Desarrollo del sentido del gusto

El recién nacido obtiene una diversidad de información a través de la boca, ya que la lengua es muy sensible. El niño necesita muchas oportunidades para succionar y masticar alimentos de distintas consistencias y chupar objetos que siente agradables.

Beber y comer debe ser una experiencia muy bonita. Mientras se alimenta, el niño debe pasar por experiencias agradables recibiendo sensaciones de calor, suavidad y placer. Asocia la mirada de la madre con el alimento que espera. Es muy importante que las primeras veces que se le da de comer sean agradables, porque éstas influirán en sus hábitos alimenticios. Hay que variarle la comida al bebé para que perciba diferentes sabores y pueda distinguir lo dulce, lo ácido y lo salado.

Actividades:

1. Darle a probar diferentes alimentos de sabor agradable: mermelada, azúcar, jugo de frutas, helados, galletas saladas y dulces, frutas, pan, leche y refrescos. Observe la reacción que manifiesta el niño al sentir el sabor del alimento.
2. Darle a probar diferentes alimentos de sabor desagradable como: frutas ácidas, una pizca de sal. Note su reacción.

Desarrollo del sentido del olfato

La sensibilidad a los olores aumenta durante los primeros meses de vida. Conforme el niño crece, puede ir poco a poco discriminando diferentes olores.

Para desarrollar este sentido hay que presentarle una forma repetida de estímulo para que se le haga familiar, como una banana, que tiene un olor particular. Los olores agradables son un medio para provocar los movimientos del niño hacia los alimentos que puede ver y luego comer. Preste mucha atención a guiar a su hijo para que haga un buen uso de su sistema olfativo, explicándole y dirigiendo sus movimientos, como un complemento más a su desarrollo.

Actividades:

1. Mostrar al niño diferentes alimentos y darle oportunidad para que los huela; esto también estimula el sentido del gusto.
2. Mostrarle sustancias, como por ejemplo: alcohol, perfume, desinfectante, crema, pasta de dientes, medicinas (jarabe). Permita que los huela y note su reacción.
3. Oler diferentes frutas o jugos de frutas; luego los probará.
4. Oler sustancias características que se usan en el hogar para la limpieza como jabón, detergente, cera líquida, cera en pasta, betún, y que él las relacione con el ambiente de su hogar a fin de que conozca los diferentes olores que conforman su medio.

Nota:
Al trabajar con éstos artículos debe tener sumo cuidado de no dejarlos al alcance de los niños.

2)- ÁREA DEL LENGUAJE

El niño empieza a aprender el idioma escuchando lo que se habla en su medio ambiente y observando el medio en que esto ocurre. Empieza produciendo sonidos, luego balbucea y finalmente pronuncia palabras. Cuando el niño presenta dificultad para emitir fonemas y sonidos, se deben realizar diferentes actividades que le ayuden a articularlos.

Actividades:

1. Hablar mucho al niño, con frases de cariño, en diferentes tonos de voz y estableciendo contacto visual.
2. Cantarle canciones de cuna.
3. Estimular al niño cada vez que sonría.
4. Estimularle, sonriéndole y hablándole cada vez que empiece a balbucear y arrullarse.
5. Iniciar conversaciones con él estimulándole a hablar, a decir. Se escucharán y reforzarán los sonidos que él imite.

6. Ofrecerle juguetes sonoros o tarritos con piedritas para que se ejercite oyéndolos y hablándoles.
7. Empezar a decirle «upa» cuando se va a levantar y no puede hacerlo.
8. Hacer variedad de sonidos siempre asociándolos con un objeto en particular. Use sonidos propios del hogar: el ruido del chorro del agua, el teléfono, el timbre, la licuadora, el mugido de la vaca, campanas de la iglesia, los autos que pasan por la calle.
9. Enfatizar el significado de las palabras en relación con el objeto: caca, tren, carro, bola, casa, niño y otros.
10. Enseñar al niño a decir «adiós» con la mano, cuando escucha la palabra «adiós».
11. Mostrarle láminas simples e írselas describiendo con claridad.
12. Narrar cuentos cortos al niño, mostrándole láminas alusivas.
13. Mostrarle ilustraciones de animales domésticos (vaca, gallo, gallina, perro y gato).
14. Emplear títeres para estimular su atención y el lenguaje.
15. Pasear al niño por la casa, calle, parque, enseñándole y nombrándole los objetos que tiene cerca.

3)- ÁREA PERSONAL SOCIAL

Significa el desenvolvimiento e independencia del niño, sus hábitos higiénicos y su comportamiento social. Ésta involucra otras áreas: socialización, autoayuda y recreación.

Socialización

En esta área el niño aprende las reglas fundamentales para adaptarse al medio social (los diferentes papeles, hábitos, pautas y comportamientos para hacerles frente a las responsabilidades de la vida colectiva) y por otro lado, el desarrollo emocional y afectivo. Si desde pequeño recibe afecto, aceptación y cuidado por parte de los adultos, se forma un buen concepto de sí mismo y demostrará seguridad al actuar. Del nivel de seguridad del niño depende su capacidad para relacionarse positivamente con otras personas y aprender de ellas, por medio de la imitación y del juego. El proceso de la socialización es un período muy importante en el cual el individuo hace suyas las normas morales, cívicas y de la vida en sociedad, necesarias para su desenvolvimiento posterior como sujeto social.

Actividades:

1. Acariciar al niño, besarlo y conversarle mientras practican juntos actividades de la vida diaria (alimentación-baño).
2. Jugar con otras personas de la familia: el niño tira con poco impulso la

pelota, ofrece un juguete cuando se le pide y no lo suelta, hace caritas y juega al escondido.

3. Cooperar en las actividades caseras cuando se le pide: botar cáscaras y papeles al basurero, pelar arvejas, llevar ropa sucia a la canasta de la lavandería.

4. Permitirle jugar cerca de otros niños, que comparta sus juguetes y juegos en forma ocasional.

5. Debe aprender y aceptar (con alguna molestia) parte de las normas establecidas por la familia, tales como: horas de sueño, de comidas, áreas de juego y distracciones permitidas.

6. Compartir con él cuentos simples y cortos.

7. Permitirle demostrar curiosidad por explorar su cuerpo, tomando en cuenta sus genitales, y al observar a sus familiares mientras se están bañando o vistiendo.

8. Practicar normas de cortesía: «Buenas tardes», «Adiós», «Con permiso».

9. Participar en fiestas, paseos, y compras con sus padres.

Autoayuda

Tiene la finalidad de que el niño logre independencia en sus hábitos de higiene personal. La enseñanza y práctica de los hábitos de higiene personal se inicia desde que el bebé está en la cuna y continúa hasta que logre aprenderlos.

Es importante prepararlo para la adquisición y establecimiento de su personalidad. Se inicia el área con actividades para bebés y se prosigue con niños de hasta 5 y 6 años.

El aseo de las manos al comer y el uso correcto de los utensilios son prácticas que se sugieren para que el niño logre una total independencia. También se hace énfasis en la higiene corporal, los hábitos de dormir, de vestirse, y el control de los esfínteres.

Actividades:

1. Bañar al niño diariamente, mencionándole las partes de su cuerpo.

2. Sacarle al sol cada mañana temprano, por períodos cortos, y a recibir aire puro.

3. Mantener sus pañales secos para evitar quemaduras y mantener su piel limpia y sana.

4. Sentar al niño con el resto de la familia. Permita que coma solo, recibiendo ayuda ocasional.

5. Enseñarle a quitarse el calzón y el pantalón cuando lo ensucie.

6. Mostrarle cómo quitarse los zapatos cuando la madre le suelta los cordones.

7. Lavarle y secarle las manos antes de las comidas y después de usar el servicio sanitario, con supervisión del adulto.

8. Imitar el cepillado por sí solo de sus dientes, después de las comidas.

9. Permitirle recoger los juguetes y guardarlos en una caja, canasta u otro lugar determinado cuando termine de jugar.

10. Permitirle limpiar con un trapito la mesa donde comió o jugó, imitando al adulto.

11. Permitirle barrer, aunque sea torpemente, los pisos de su casa, imitando al adulto.

12. Hacerle que lleve a la canasta de la ropa sucia o a la lavandería su ropa sucia cuando se le pide que lo haga.

13. Permitirle ayudar a recoger la mesa.

14. Hacerle tirar al basurero las cáscaras de la fruta que comió o papeles, si así se lo piden sus padres.

15. Permitirle servir refresco desde una jarra a su vaso.

16. Acostumbrarle a realizar por sí solo algunos hábitos de higiene, como bañarse, vestirse, usar el inodoro y el papel higiénico, cepillarse las uñas. Requiere la supervisión del adulto.

17. Acostumbrarle a ir a la cama sin oponer resistencia, y a escuchar cuentos o música para dormirse. Ocasionalmente puede padecer de terrores nocturnos o pesadillas.

18. Acostumbrarle a vestirse y desvestirse solo, dejarle que disfrute escogiendo sus ropas.

Recreación

Depende de las necesidades e intereses, además de los recursos humanos, materiales y económicos con que se cuente.

1. Permitirle jugar libremente en casa o fuera de casa: montar el velocípedo.

2. Permitirle realizar juegos dirigidos por un niño o por un adulto en casa o fuera de ella: jugar con un balón (apañar- tirar), rondas, vestirse con ropa de adulto.

3. Permitirle realizar trabajos manuales: pintar, pegar y recortar.

4. Llevarlo en excursiones: compras o paseos cortos.

5. Acostumbrarle a escuchar música, canciones infantiles o canciones de la radio (música popular).

6. Permitirle al niño que baile al compás de la música.

7. Llevarle a visitar centros de recreación y espectáculos: cine, zoológico, una feria, parque de diversiones, la playa.
8. Llevarle a fiestas de cumpleaños.
9. Permitirle practicar deportes, llevarlo a una piscina, a jugar fútbol (tirarla-apañarla-patearla).

4)- ÁREA DEL DESARROLLO MOTOR

Se relaciona principalmente con los movimientos coordinados de los músculos grandes y pequeños del cuerpo.

Los movimientos de los músculos grandes del cuerpo se conocen generalmente como actividades motrices gruesas. Ejemplo de estas actividades motrices son sentarse, gatear, caminar, correr y tirar la pelota. Las actividades motrices finas son, por ejemplo, los manoteos casuales del niño hacia un objeto pequeño, que se convierten, poco a poco, en movimientos coordinados de toda la mano dirigidos hacia el objeto y finalmente en la acción precisa de tomarlo con sus dedos pulgar e índice. Esta acción de tenaza es una importante tarea motriz fina necesaria para amontonar bloques pequeños, armar rompecabezas y cortar con tijeras.

El ayudar al niño a desarrollar y planear sus movimientos le permite más independencia y libertad para moverse.

Desarrollo motor grueso

Actividades:

1. Manipular los brazos, piernas y resto del cuerpo del niño, hablándole siempre. Menciónele las partes de su cuerpo.
2. Colocar al niño periódicamente en diferentes posiciones (boca arriba, boca abajo, de lado, a la cabecera o a los pies de la cama).
3. Colocar al niño boca abajo, preferiblemente con ropa ligera, para que ejercite su cabeza, brazos y piernas. Coloque objetos atractivos a la vista de él para motivarlo a que levante la cabeza y los alcance.
4. Acostar al niño sobre una sábana y alzarla por un lado, de manera que le estimule a rodar y quedar tendido sobre su vientre.
5. Mecer al niño en una hamaca.
6. Estimularle a sentarse, realizando los ejercicios de rutina.
7. Motivar al niño a arrastrarse para alcanzar un juguete.
8. Una vez conseguido el gateo, ejercite las piernas del niño, estimúlelo a brincar y luego simule brincos sobre sus rodillas, sosteniéndolo por las axilas.

9. Motivar al niño a pararse, con el apoyo de una mesa de una altura apropiada para él, y permitirle manipular algún juguete mientras está de pie.
10. Permitir que el niño empuje y hale objetos que pueda mover (sillas, bancos y el coche).
11. Soplar burbujas de jabón a sus pies para que se pare sobre ellas y las reviente.
12. Tomar las manos del niño y ayudarle a subir las escaleras, permítale colocar los dos pies en cada grada.
13. Permitirle que patee el balón.
14. Estimular al niño a dar saltos.
15. Permitir que imite movimientos de diferentes animales y objetos.

Desarrollo motor fino

Actividades:

1. Extender los dedos de las manos del niño, con movimientos suaves y afectuosos, utilizando diferentes lecturas.
2. Ayudarle a mover sus manos para que las pueda ver.
3. Enseñarle a hacer «tortitas» moviéndole las manos y cantándole.
4. Colocar objetos atractivos atados con una cuerda cerca del niño, de manera que pueda alcanzarlos y atraerlos hacia él.
5. Ofrecerle juguetes llamativos de diferentes tamaños para que pueda tomarlos por sí mismo.
6. Permitirle que se quite las medias y que ande descalzo sobre diferentes superficies.
7. Ayudarle a que coloque varios objetos en una caja y que los saque.
8. Permitir al niño que juegue con la comida: plátano maduro, puré y frijoles.
9. Colocar un objeto dentro de un recipiente con tapa y hacer que el niño intente sacarlo.
10. Pegarle pedacitos de masking tape en la cara, brazos y dedos para que trate de despegárselos.
11. Invitarle a colocar diferentes objetos en recipientes.
12. Permitirle que amase plastilina.
13. Permitirle que pinte con los dedos, pinceles, brochas, esponjas, crayolas, tizas de colores, corchos, algodón, y sobre diferentes texturas.
14. Ayudarle a transportar objetos, botar basura, llevar su plato y su vaso al fregadero y ayudarle a doblar ropa.
15. Jugar con el niño a vaciar un líquido de un jarro a otro.

Recomendaciones

- El bebé no debe dormir en la cama con sus padres.
- Acostúmbrelo a darle la última alimentación tarde por la noche.
- Por la noche, colóquelo en la cuna cuando esté somnoliento, pero despierto. Debe aprender a dormirse solo.
- No le cambie el pañal por la noche, sólo si se defeca. Hágalo con un mínimo de luz, en silencio y rápido.
- Durante la noche aliméntelo en silencio. Debe enseñarle que la noche es para dormir.
- A los 2 meses pase la cuna del bebé a un cuarto separado del de los padres (Si le da temor dejarlo solo, puede utilizar intercomunicadores).
- Pinte las paredes del cuarto del bebé con pintura NO TÓXICA.
- La separación entre las barandas de la cuna no debe ser mayor de 8 cm para evitar que el niño saque la cabeza.
- No debe poner almohadas, peluches, ni ningún objeto dentro de la cuna, ya que pueden producir accidentes.
- La cuna no debe estar ubicada cerca de la calefacción o del aire acondicionado, ni bajo corrientes de aire.
- No cobije o envuelva mucho al bebé durante la noche, a ellos no les gusta, porque pierden su libertad. Es mejor utilizar una pijama abrigada y holgada.
- Cuando cambie el pañal de su bebé nunca lo pierda de vista, pues puede darse vuelta y caer.
- Tenga cuidado con los objetos pequeños, pues el niño todo se lo lleva a la boca (Sepa seleccionar muy bien los juguetes, que sean acordes a la edad).
- Tenga cuidado con la plancha, aún cuando esté fría.
- Cierre el acceso a todas las escaleras o gradas.
- Las medicinas o productos tóxicos deben estar fuera del alcance del niño.
- Si utiliza biberón, déselo personalmente. Retírelo cuando haya terminado.

Los primeros años marcan para siempre.
¿Cómo ayudar a que el cerebro de un niño se desarrolle saludablemente?

Es importante proveerle al niño un ambiente lleno de amor y atención desde el momento en que nace. La manera en que su mente se va a desarrollar dependerá del estímulo que reciba durante los primeros tres años de vida.

El cerebro, que es la parte del cuerpo que nos permite razonar, sentir y reaccionar, comienza a desarrollarse en el vientre de la madre, pero madura fuera del mismo. Esto significa que la experiencia temprana de un niño afecta profundamente su cerebro. Las relaciones personales que tiene un niño a temprana edad, influyen notablemente en el desarrollo de su cerebro.

Diez sugerencias para ayudar a que un niño se desarrolle saludablemente:

1. Sea cariñoso(a), amable y respóndale a su niño con prontitud. Cuando un niño es tratado de manera agradable, recibe ternura, y es atendido rápidamente, tiende a sentirse seguro y cómodo con las personas que lo cuidan.

2. Esté pendiente de las señales que envía respecto a lo que siente, quiere o necesita. Un bebé no puede utilizar palabras para comunicar sus estados de ánimo, lo que prefiere o necesita, pero sí le envía señales de lo que siente o desea. Hay que entender estas señales para responder con sensibilidad.

3. Háblele, léale y cántele. Invéntele historias de los sucesos cotidianos, cántele canciones sobre las personas y lugares que él conoce. Al conversar con el niño, le está dando una base sólida para su futuro aprendizaje.

4. Establezca rutinas y rituales. El niño aprende por repetición. Las experiencias positivas que se repiten forman fuertes conexiones entre las neuronas del cerebro, y le proveen al niño un gran sentido de seguridad. Le ayudan a aprender qué esperar y cómo entender el mundo que le rodea, por eso es tan importante establecer rutinas.

5. Estimule la exploración y el juego sano. Las interacciones entre los padres y el niño forman la base de su aprendizaje para toda su vida. Los padres deben estimular esta exploración y atenderlo cada vez que el niño necesite de su apoyo y seguridad. El juego es también importante como una experiencia de aprendizaje.

6. Sea selectiva(o) respecto a los programas de televisión que ve su niño. Manténgase al tanto de los hábitos de ver televisión de sus hijos y

seleccione los programas que ellos ven. No utilice la televisión como niñera. Siéntese a ver con ellos los programas.

7. Utilice la disciplina como una oportunidad para enseñar. Según el niño crece, se expande su capacidad para explorar más, descubrir y experimentar. Es importante que reciba la supervisión de un adulto y que se le establezcan límites respecto de las cosas que puede hacer. No espere que un niño pequeño haga en todo momento lo que usted dice. Ayudarles a aprender a controlarse es un proceso extenso. También es normal que los niños «prueben» una regla rompiéndola.

8. Reconozca que cada niño es único. Ellos tienen diferentes temperamentos y crecen a diferente ritmo. Sus ideas y sentimientos acerca de sí mismos reflejan, en gran medida, la actitud de usted hacia ellos.

9. Escoja un lugar adecuado para que su niño reciba un cuidado de calidad. Escoger un lugar o persona para que cuide a un hijo es una de las decisiones más importantes que una familia tiene que tomar. Cuando un niño recibe cuidado de alta calidad y educación temprana, aprende más y es más sociable.

10. Cuide de sí mismo. Los padres y otras personas que se dedican a cuidar niños también necesitan cuidar de sí mismos. Cuando se sienta cansada, preocupada, enojada, deprimida, lo más seguro es que se le haga difícil atender bien a su hijo y atender sus necesidades como es debido. En ese caso busque ayuda de un familiar o persona de confianza para que se encargue de él.

CAPÍTULO 13

Lactancia materna

Definición

La lactancia materna es un hábito que se remonta a nuestros antepasados. Pero hoy en día se sabe que la lactancia no sólo es hábito sino que es la mejor alimentación que puede recibir el bebé, ya que tiene todos los complementos nutricionales que el niño necesita. Se necesita una predisposición mental y cultural de la madre hacia la lactancia, y esto se logra a través de la motivación.

Anatomía del seno materno

El seno está formado por dos tipos de tejidos:

1. **Tejido glandular:** Encargado de producir la leche, la cual es transportada hasta el pezón por los conductos lactíferos. En estos se acumula la leche, y se encuentran por debajo de la areola.

2. **Tejido de soporte:** Es el que da el tamaño, forma y sostén a la mama.

Otras partes de las mamas son:

- **Areóla:** Círculo oscuro alrededor del pezón donde se encuentran los conductos lactíferos y las glándulas de Montgomery, pequeñas protuberancias o «puntitos», encargadas de lubricar el pezón y la areóla (protección natural).

- **Pezón:** Zona muy sensible, inervada por terminales sensoriales, los cuales ayudan a la actividad refleja de la producción de leche.

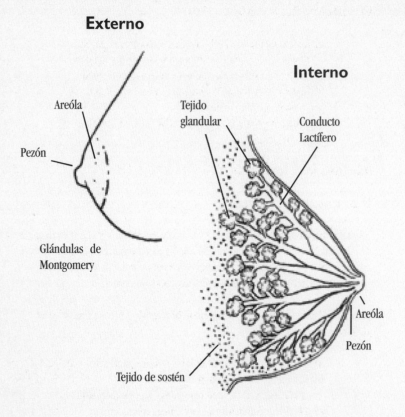

¿Cómo se da la producción de leche?

La leche se produce como resultado de la acción de hormonas de la madre y reflejos del bebé.

A-Hormonas que intervienen

Prolactina: Esta hormona hace que las células glandulares en las mamas se estimulen, haciéndolas secretar leche.

Oxitocina: Es la hormona eyectora de leche. La oxitocina se produce al igual que la prolactina, cuando el bebé succiona y estimula los nervios sensoriales del pezón.

B-Reflejos del recién nacido

a) Reflejo de búsqueda: Le ayuda a encontrar el pezón.
Si algo toca al lado de su boca, el bebé abre la boca
y se voltea al lado de donde viene el estímulo táctil.
b) Reflejo de succión: Si algo entra en su boca y toca su
paladar, el niño mama.
c) Reflejo de deglución: Si la boca del niño se llena de
leche, la deglute.

Mecanismo de succión

Se da por medio de dos acciones:

1. Estiramiento del pezón y la areóla para formar una tetilla. Al mamar, el
bebé no coloca únicamente el pezón dentro de su boca, sino que también
toma la areóla y el tejido mamario situado debajo de ésta.
2. La lengua presiona la areóla estirada contra el paladar.

**Cuando el bebé succiona en mala posición, es decir, succiona sólo el
pezón, ocurre que:**

a) La madre puede sentir dolor (pezones adoloridos y agrietados).
b) La leche no es evacuada eficientemente y el bebé queda
insatisfecho. Esto hace que quiera mamar todo el tiempo.
c) El bebé puede frustrarse y se niega a mamar.
d) La madre puede pensar que no tiene suficiente leche.
e) Los pechos se congestionan.

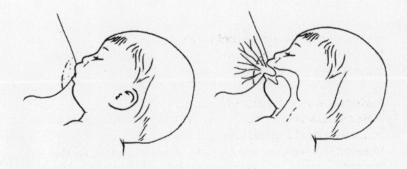

Posición correcta del niño al amamantar

a) Todo su cuerpo está cerca del de su madre y de frente a ella.
b) La barbilla del niño toca el pecho materno.
c) La boca del bebé está bien abierta.
d) El labio inferior del bebé está volteado hacia afuera.
e) Se ve un poco más de areola por encima del labio superior del niño y menos por debajo del labio inferior.
f) Se ve tomar al niño mamadas grandes y despaciosas.
g) La madre no siente dolor en los pezones.

Un bebé succionando en buena posición

Una buena posición de succión. El pecho ha sido estirado hasta formar una tetilla dentro de la boca del bebé.

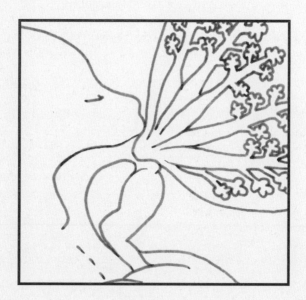

La onda que viaja a lo largo de la lengua presiona hacia afuera la leche de los senos lactíferos

Posiciones para amamantar

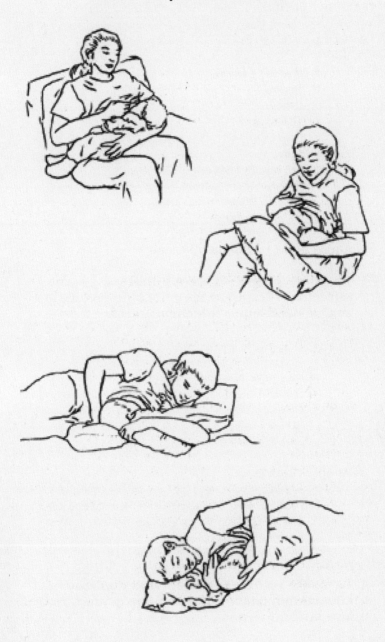

Composición de la leche materna

La leche contiene todos los nutrimentos que un bebé necesita hasta que tiene alrededor de 6 meses de vida.

- **Proteína y grasas.**
- **Taurina.**
- **Lactosa.**
- **Vitaminas.**
- **Hierro.**
- **Agua.**
- **Sal, calcio y fosfatos.**
- **Factores de crecimiento.**
- **Enzimas (lipasa) que ayudan a digerir la grasa.**

Ventajas de la lactancia materna

1. Los niños presentan menos diarreas, y menos infecciones respiratorias y del oído medio, lo cual se debe a que la leche materna:

- Es limpia y no tiene bacterias.
- Contiene anticuerpos (inmunoglobinas).
- Contiene glóbulos blancos sanguíneos vivos (leucocitos).
- Contiene lactoferrina, una sustancia que se une al hierro.
- Contiene factor bífido, que ayuda a que la bacteria llamada lactobacilo bífido crezca en el intestino del niño y ayude así a evitar las diarreas.

2. Apego materno:

- Amamantar ayuda a la madre y al niño a desarrollar un estrecho vínculo amoroso. Una buena relación con su madre puede ayudar al niño a establecer buenas relaciones con otras personas y a desarrollarse normalmente.
  Crea niños(as) más seguros de sí mismos.

3. La madre recupera la figura más rápidamente. Además, amamantar ayuda a que el útero retorne a su tamaño normal.

4. Comodidad – higiene – economía:

- La leche materna está siempre lista y no requiere preparación.
- Nunca se daña ni adquiere sabor amargo.
- Es barata, no hay necesidad de comprarla.
- No se desperdicia.

Desventajas de la alimentación artificial:

- Contaminación.
- Produce más infecciones en los bebés.
- Diarrea persistente o estreñimiento.
- Falta de vitaminas.
- Falta de hierro.
- Demasiada sal.
- Demasiado calcio y fósforo con poca absorción de calcio.
- Grasa inadecuada.
- Indisgestión.
- Alergias.
- Problemas de succión.
- Alto costo económico.

Duración de la leche materna

- 8 horas a temperatura ambiente.
- 72 horas en refrigeración.
- 3 meses congelada.

Tipos de leche materna

1. **Calostro:** Es un líquido de color amarillento y aspecto cremoso, espeso. Contiene más proteínas, vitaminas liposolubles y minerales que la leche materna normal. Puede aparecer durante el embarazo y dura los primeros 2-3 días después del parto.

2. **Transicional:** Se produce desde la fase final de producción de calostro hasta cerca de 2 semanas después del parto. Esta leche contiene concentraciones elevadas de grasa, lactosa, vitaminas y más calorías que el calostro.

3. **Madura:** Tiene un porcentaje elevado de agua. Se prolonga hasta la suspensión de la lactancia materna.

Recomendaciones para una lactancia exitosa

1. Ofrezca el pecho a su bebé tan pronto como sea posible; esto no sólo ayudará a aumentar su producción de leche, sino que además fortalecerá el vínculo afectivo con el niño.

2. Provea al bebé lactancia materna exclusiva durante los 6 primeros meses de edad, no le alimente con jugos, té ni agua durante este período.

3. Durante las primeras semanas de vida, deje que su bebé tome el pecho a libre demanda, el tiempo que él lo desee.

4. Cuando amamante a su bebé, trate de buscar un ambiente tranquilo y estar relajada. Hágalo preferiblemente en un sofá o silla donde tenga apoyo para sus brazos, esto le evitará dolores de espalda.

5. No deje que transcurran más de 3 horas sin que su bebé mame. Esto durante el primer mes de vida. Reservas escasas de glucosa pueden generar hipoglicemia (disminución en los niveles de azúcar sanguínea).

6. Una vez que haya bajado la leche, el mismo niño establecerá horarios de comida (cada 3 ó 4 horas). Después del primer mes no es necesario darle tomas cada 3 o 4 horas.

7. Durante cada alimentación deben alternarse las mamas. Tenga siempre presente iniciar la próxima toma con la mama con que finalizó la toma anterior.

8. No le dé el biberón al niño, por lo menos durante los primeros meses de vida, pues se acostumbrará a la tetilla y rechazará el pecho.

9. Si necesita dar leche a su bebé, ofrézcasela en un beberito, cuchara o jeringa (PREFERIBLEMENTE NO UTILICE NUNCA EL BIBERÓN).

10. Cuando vaya a interrumpir la succión antes de retirar al lactante del pecho, introduzca el dedo meñique en su boca, para que lo retire sin lastimarse.

11. Se recomienda que la madre siga una dieta balanceada, e ingiera mucho líquido. La ingesta de cafeína y bebidas alcohólicas debe reducirse, pues estos productos sí pueden afectar al bebé. En algunas ocasiones, si el niño es alérgico a la lactosa, es necesario reducir la ingesta de productos lácteos.

12. No es necesario limpiar los pechos antes de dar de mamar, el baño diario es suficiente. Sí es necesario que lave sus manos cada vez que vaya a tocar a su bebé.

13. Si sus pezones están adoloridos o se agrietan, coloque una gota de su leche sobre el pezón, y deje que se seque; esto le ayudará a sentirse mejor.

14. Trate de exponer sus pechos al sol y al aire, ésto le ayudará a endurecer los pezones y así facilitar la lactancia materna.

15. Si siente sus pechos cargados o llenos de leche (a pesar de que su bebé ya ha comido), extraiga esa leche con extractores especiales o manuales. Esto le ayudará a prevenir una mastitis.

16. Cuando tenga leche refrigerada trate de sacarla del refrigerador una hora antes de darla a su bebé. Si no, puede calentarla en baño María. NUNCA la caliente directamente en un recipiente ni en un horno de microondas.

17. Al almacenar la leche materna, hágalo en un recipiente de plástico, ya que el vidrio puede adherir proteínas y vitaminas presentes en la leche materna. Existen bolsas especiales para almacenar leche materna. Rotúlelos con la hora y la fecha.

CAPÍTULO 14

Alimentación del niño después de los 6 meses de edad

La Organización Mundial de la Salud, (OMS) ha recomendado que hasta los seis meses de edad el bebé reciba solamente leche materna para su alimentación. Esta cubre todos sus requerimientos nutricionales, incluyendo el agua. Además, estudios psicológicos y nutricionales han asociado el apego materno que desarrolla el niño durante el período de lactancia con mayores niveles de autoestima, seguridad personal e inteligencia. (OMS, 1997)

Es a partir de los 6 meses que un niño necesita incorporar nuevos alimentos a su dieta, no sólo para dar variedad a la alimentación y obtener más nutrimentos; sino también para que empiece a desarrollar los procesos vitales que le llevarán a adquirir hábitos de alimentación saludables, como el proceso de masticación y el proceso de deglución. Por lo tanto, la alimentación durante el primer año de vida, influirá directamente en su crecimiento físico, su desarrollo mental y su salud en general. (Krausse, 1998)

Alimentación a los 6 meses

A partir de los 6 meses se pueden introducir nuevos alimentos; sin embargo, se debe tener mucho cuidado y vigilar estrictamente el tipo, cantidad y calidad del alimento para evitar reacciones alérgicas como la diarrea, brotes en la piel o asma por la intolerancia a los alimentos. (JAMA, 1996).

Se sabe que hasta el primer año de edad los sistemas digestivo, renal e inmunológico del niño no están lo suficientemente maduros para manejar cargas excesivas de nutrimentos como el sodio, las proteínas, las grasas y/o ciertas bacterias y virus que se pueden encontrar en la comida, por lo que la selección y combinación adecuada de los alimentos es de vital importancia. (Veal, 1993)

Se debe iniciar la alimentación a partir de los 6 meses con el desayuno, que debe incluir una de las siguientes frutas en puré:

>   Banana
>   Mango maduro
>   Papaya

Estas frutas, al igual que cualquier otro alimento que se introduzca por primera vez en la dieta del niño, se le deben dar en forma individual y a la misma hora durante un período de tres días consecutivos, a fin de vigilar su tolerancia y estar seguros de que no le causa ningún tipo de alergia. (Krause, 1998)

El puré debe hacerse majando el alimento con un tenedor o cuchara; debe quedar con cierta textura y/o grumos para que el niño empiece a desarrollar el proceso de masticación y deglución. De no ser así, en esta etapa el niño no aprendería a comer alimentos sólidos.

Estudios epidemiológicos han demostrado que si los infantes no aprenden a esta edad a masticar y deglutir las texturas de los alimentos, en la edad preescolar, escolar y adolescente tendrán serios trastornos alimentarios que desembocan en trastornos psicológicos y de la alimentación. (MS, 1990; JAMA,1995; Krause. 1998)

El resto del día se debe continuar con la lactancia materna.

Es importante destacar que no es necesario añadir sal o azúcar a los purés que se preparen, pues ello sólo estimularía las papilas gustativas del niño para paladear sabores más fuertes. Así podría distorsionar sus preferencias alimentarias hacia alimentos más dulces o condimentados, algo que, a esta edad, no es recomendable. (OMS, 1 997)

Cuando el niño coma 6 cucharaditas de puré de frutas o más se puede intercalar un almuerzo a eso de las 11:30 de la mañana. Éste puede incluir purés de verduras al vapor o cocidas en poca agua y sin sal, como la papa o la calabaza: Recuerde no hacer mezclas al principio, para probar y vigilar la tolerancia de los alimentos.

Alimentación a los 7 meses

A los siete meses se pueden introducir otras frutas y vegetales en la dieta del niño, como el melocotón o durazno, la pera y las ciruelas frescas, zanahoria, chayote, zapallo tierno y espinacas. También puede introducir cereales como el arroz, cebada, maíz, frijoles, alverjas, garbanzos y lentejas.

Las únicas carnes recomendadas a esta edad son las de res y pollo: deben estar desmenuzadas en la sustancia en la que fueron cocinadas, con muy poca sal y condimentos naturales.

Evite la naranja, el tomate y los cereales de trigo o mixtos, porque estos alimentos pueden producir alergias. (OMS, 1998; JAMA, 1999)
Un ejemplo del menú de almuerzo podría ser el siguiente:

* 2-4 cucharaditas de puré de papa.
* 2-4 cucharaditas de zapallo.
* 2-4 cucharaditas de carne molida, pollo o frijoles.
* 2-4 cucharaditas de puré de fruta.

Se debe continuar con la lactancia materna. Cuando el niño se coma el almuerzo completo, puede incluir un horario de comida a eso de las 5:00 de la tarde. (MS, 1996)

Alimentación a los 8 meses:

A los 8 meses puede empezar a preparar los alimentos cada vez más enteros para que el niño se acostumbre a masticar.
Puede introducir otros dos horarios de comida más: una merienda a media mañana y una merienda a media tarde. A esta edad el niño puede probar alimentos como tortillas, arroz con frijoles, pan, galletas dulces o de soda, agua dulce o jugos de frutas naturales con poca azúcar y en cantidades aproximadas a las 4 onzas. Tenga cuidado con los alimentos hechos con harina de trigo (pan, harina, galletas, macarrones); recientemente se han encontrado niños sensibles al glúten (proteína del trigo), por lo que a esta edad todavía es válida la recomendación de introducir los alimentos nuevos en forma individual, a la misma hora y durante dos o tres días consecutivos. (JAMA, 1995)

Alimentación del niño a partir del primer año de edad

A partir del primer año de edad, el niño puede comer lo mismo que se prepara para el consumo familiar. Es importante que las comidas sean variadas y balanceadas, recuerde que la nutrición adecuada radica en la variedad de alimentos de diferentes grupos. (MS, 1995; OMS, 1998). Incluya las frutas y vegetales en los horarios principales de comida. Evite darle al niño bebidas gaseosas, café, té y golosinas.
El primer año marca el inicio de la etapa preescolar, y estudios clínicos han

encontrado que el apetito y la curiosidad del niño por los alimentos disminuyen al igual que los requerimientos nutritivos, ya que entra en un período de crecimiento lento hasta los 10-12 años de edad. Al entrar en la adolescencia, comienza una nueva etapa de crecimiento acelerado.

Además, se sabe que la noción y la visión del orden en los niños es cerrada y estricta. Esto obliga a que los alimentos se sirvan en platos pequeños con divisiones, a fin de que no ocurran mezclas poco aceptables para ellos. El contraste de colores fuertes y suaves y la combinación de texturas y formas de alimentos es indispensable para que la comida le sea más atractiva. (JAMA, 1996)

Recomendaciones generales

Alimentación durante el primer año de vida de un bebé

Edad	Alimentación
0-6 meses	Lactancia materna exclusivamente
6-7 meses	Verduras- frutas - lactancia materna
8 meses	Verduras- frutas - lactancia materna cereales
9-11 meses	Verduras- frutas - lactancia materna cereales - carne
12 meses	Todo lo anterior, y se introducen huevos, naranjas, tomates, pescado y leche de vaca

1. No le dé biberón.
2. Sirva la comida de manera atractiva y ordenada.
3. Incluya frutas y vegetales en los horarios de comida principales.
4. No le dé leche de vaca antes del primer año de edad.
5. Evite gaseosas y golosinas.
6. Antes del primer año, evite las fresas, piña, pescado, huevos, chocolates, alimentos procesados, empacados y leche de vaca.
7. Usar poco los caldos, consomés, gelatinas, refrescos y tés. Son de bajo valor nutritivo y llenan la capacidad gástrica del niño, lo que reduce su apetito.

CAPÍTULO 15

Planificación familiar

Cuando se escoge un anticonceptivo, debe mediar en primer lugar la decisión de la pareja, conjuntamente con el criterio profesional.

Deben conocerse las ventajas y desventajas de cada método y analizar a cada pareja con sus requerimientos y necesidades particulares.

CARACTERÍSTICAS QUE DEBE TENER LA PLANIFICACIÓN FAMILIAR

1. **Oportuna:** Debe capacitar a las parejas de alto y bajo riesgo.
2. **Amplia:** Debe cubrir a las mujeres con alto riesgo gestacional y todas las parejas que deseen planificar su familia.
3. **Continua:** Debe controlar de acuerdo con las necesidades del método escogido, aclarar dudas o suspender el tratamiento para lograr un embarazo.
4. **Completa:** La consulta debe garantizar la calidad de los servicios que se brindan.
5. **Voluntaria:** Es necesario que la pareja lo desee.
6. **Educativa:** Debe brindar información sobre las funciones reproductivas y la responsabilidad en la sexualidad.

CARACTERÍSTICAS DEL ANTICONCEPTIVO IDEAL

- **Eficaz**
- **Inocuo**
- **Reversible**
- **Aplicable**
- **Económico**

Clasificación de los métodos de planificación:

A) MÉTODOS NATURALES O DE ABSTINENCIA PERIÓDICA

Todos los métodos naturales de planificación familiar requieren abstinencia regular del coito. La finalidad es identificar o predecir el período de fecundidad.

La ovulación se produce entre el día 12 y 16 de cada ciclo, tomando en cuenta que hay ciclos cortos, con menstruación cada 25 días, y ciclos largos, con menstruación cada 31 días.

Se indican en mujeres con menstruación regular y pareja disciplinada y motivada a planificar la familia.

• **Método del ritmo o calendario:** consiste en detectar el período fértil de la mujer mediante las características del moco cervicouterino, de forma que las relaciones sexuales puedan tener lugar fuera de los días de ovulación.

La mucosidad en los días fértiles se vuelve espesa, abundante como «clara de huevo» (período húmedo u ovulatorio); esto sucede alrededor del día 14 del ciclo menstrual.

• **Método de Billings o evaluación del moco cervicouterino:** normalmente, la mujer, durante todo el mes, mantiene en la vagina un moco cervicouterino líquido. Cuando se está en el período fértil, este moco se vuelve espeso como la clara de huevo.

• **Temperatura basal:** Durante el período fértil del ciclo menstrual existe una elevación de 0.3°C a 0.8°C de la temperatura basal. Esto indica el inicio de la ovulación.

La eficiencia de todos estos métodos naturales aumenta si se combinan entre sí y si existe una motivación fuerte para evitar el embarazo.

• **Coito interrumpido o retiro:** El pene se retira de la vagina momentos antes de producirse la eyaculación. Es un método de muy poca eficiencia.

B) MÉTODOS ARTIFICIALES O DE BARRERA

1. Condón o preservativo masculino:

Funda de goma elástica y fina para cubrir el pene durante la relación sexual. Actúa como barrera impidiendo que el semen entre en la vagina, además, evita la transmisión de enfermedades venéreas.

Cuidados:
1. Verificar la fecha de vencimiento y que no esté roto.
2. Colocarlo desde el inicio de la erección, antes de iniciar la relación sexual.
3. Almacenarlo alejado del calor, la luz y la humedad.
4. Vigilar que no se desplace durante el coito.
5. El porcentaje de fallos es del 10 al 15%, principalmente por uso inadecuado.
6. Usar uno nuevo en cada acto sexual.
7. Retirarlo de la vagina inmediatamente después de la eyaculación. Antes de que el pene pierda erección, sujete firmemente el condón y luego retírelo.

Ventajas:
1. Ampliamente disponible en todas las farmacias y supermercados.
2. No origina transtornos a la salud.
3. Permite al hombre participar en la anticoncepción y la planificación familiar.
4. Protege contra la mayoría de las enfermedades de transmisión sexual.
5. El preservativo de buena calidad, lubricado y sellado, puede soportar muchas horas de uso sin deteriorarse.
6. No altera ningún mecanismo endocrino o metabólico.
7. Es el método recomendable para las parejas jóvenes.
8. No requiere receta médica.
9. Es fácil de usar.
10. Protege a la mujer contra el cáncer cervicouterino causado por el papiloma virus que se transmite sexualmente.

Desventajas:
1. Requiere motivación y responsabilidad del hombre.
2. Es objeto de cierto rechazo, alegando que entorpece el placer.
3. Requiere manipulación de genitales.
4. Son costosos, a menos que sean distribuidos gratuitamente en programas de planificación familiar.

5. Existe la posibilidad de escape de espermatozoides por ruptura.
6. Al cesar la erección sufren un deslizamiento o escurrimiento.
7. La exposición a altas temperaturas puede dañar el preservativo y hacerlo ineficaz.
8. Comprarlos y usarlos puede avergonzar al usuario.
9. En algunos medios culturales, los preservativos se asocian popularmente con actividades ilícitas (relaciones sexuales extramaritales).
10. El espermicida añadido a algunos preservativos puede producir irritación o fenómenos alérgicos en hombres y mujeres.

Mitos:
1. Algunos hombres no quieren usarlo porque piensan que a las mujeres no les gustan.
2. Algunos piensan que usar preservativos los va a dejar impotentes.

2. Preservativo femenino:

Funda suave de poliuretano con anillo agregado y flexible en la entrada y otro suelto dentro de la funda, funciona como un mecanismo para ser insertado y lo asegura en el fondo de la vagina. Cubre los genitales internos y externos.

El mecanismo de acción del preservativo femenino consiste en cubrir la vagina durante el coito, y actúa como barrera, impidiendo el paso de los espermatozoides. Se están realizando estudios para valorar su grado de aceptación.

Ventajas:
Protege a la mujer contra el SIDA, herpes vaginal y del papiloma virus, agente causal del cáncer cervical.

Desventajas:
Requiere motivación y aprendizaje para su correcta utilización. Existe rechazo, ya que requiere manipulación de los genitales.

3. Anticonceptivos orales:

Cada píldora contiene progesterona y/o estrógeno. Estos impiden que el organismo tenga ovulación, sin la cual no puede haber embarazo. Además, hace más denso, viscoso y escaso el moco cervical, lo que dificulta el paso de los espermatozoides. Este método es muy eficaz si se toma la píldora a diario. Su eficacia es de casi 100% si se sigue correctamente.

Ventajas:
1. Brinda protección continua y muy efectiva.
2. Regula los períodos menstruales.
3. Reduce el dolor en la menstruación.
4. Disminuye el riesgo de enfermedades de las mamas y quistes ováricos.
5. Protege contra enfermedades pélvicas (fibromas, cáncer de endometrio y ovario).
6. Es fácilmente reversible.
7. Alivia el síndrome premenstrual.

Efectos secundarios:
1. Naúseas y problemas digestivos.
2. Amenorrea (falta de menstruación).
3. Aumento de peso.
4. Manchas en la cara y otros lugares.
5. Sangrado vaginal intermenstrual.
6. Mareos.
7. Dolores de cabeza.

Contraindicaciones:
1. Hemorragias vaginales.
2. Cáncer pélvico o de mama.
3. Enfermedad hepática.
4. Enfermedad cardiovascular.
5. Enfermedad renal.
6. Enfermedad tiroidea.
7. Diabetes Mellitus.
8. Mioma uterino y otras.

Deberá consultar al médico en caso de:
- Dolor severo en el vientre.
- Dolor fuerte en el pecho o ahogo.
- Dolor de cabeza severo.
- Dolor o hinchazón de piernas o manos.
- Visión borrosa o doble.

4. Anticonceptivos inyectables:

Es un método de acción prolongado. Su administración es por vía intramuscular profunda y sólo se aplica con prescripción médica. La edad de la mujer y antecedentes personales son muy importantes para la elección de este método. Casi alcanza el 100% de efectividad. Tiene las mismas contradicciones de los anticonceptivos orales.

Ventajas:
- Eficaz para evitar embarazos.
- No interfiere con las relaciones sexuales.
- No afecta la función gastrointestinal.
- Protege de enfermedades pélvicas.

Desventajas:
- Debe ser prescrito y administrado por personal de salud.
- Su uso es recomendado para mujeres mayores de 35 años.
- Provoca transtornos menstruales.
- Demora el retorno de la fertilidad.
- Efectos secundarios prolongados.

5. Jaleas, cremas, geles espermicidas:

Consiste en la introducción vaginal del producto antes del acto sexual. Estos productos se encargan de inmovilizar y destruir a los espermatozoides e impedir su entrada al útero. La relación sexual puede iniciarse una vez aplicado el espermicida. La eficacia es mayor si se combina con otro métodos de barrera.

6. Diafragma o capuchón:

Capuchón de goma flexible, rodeado por un aro. Se inserta en la vagina cubriendo el cuello uterino, lo que impide el acceso de los espermatozoides al cérvix del útero, existen varios tamaños. Lo inserta la mujer, con la superficie interna cubierta de espermicida para aumentar su efectividad, por lo menos 10 - 20 minutos antes del coito, y lo retira al menos 8 horas después. Se recomienda para relaciones sexuales ocasionales. Actualmente su uso es escaso, debido a que existen otros métodos más modernos.

7. Dispositivos intrauterinos (DIU):

Su mecanismo de acción es producido por una reacción inflamatoria en la cavidad uterina, lo que altera el proceso de fecundación.

• T de Cobre:

Es un pequeño elemento plástico con cobre asociado. Se introduce en el útero o matriz evitando así que el óvulo de la mujer y el espermatozoide del hombre se unan. Es muy eficaz en el período de lactancia materna, o para aquella mujer que ha dado a luz recientemente y no quiere hijos por el momento.

Se coloca durante la menstruación para aprovechar la dilatación del canal cervical y la seguridad de que no existe embarazo, o a los 30 días después del parto. Su inserción está a cargo de un profesional. No molesta durante la relación sexual y puede ser usado por varios años. Es necesario su control y revisión periódica.

Los dispositivos de cobre han demostrado ser apropiados, inocuos y eficaces. Tienen una vida útil más prolongada.

Ventajas:
1. Se coloca una sóla vez (cada 10 años aproximadamente)
2. Requiere menos control médico.
3. Puede retirarse y colocarse otro cuando la mujer lo desee.
4. No guarda relación alguna ni con el metabolismo ni con otro proceso hormonal.
5. No interfiere en la relación sexual.
6. Brinda una protección continua y altamente efectiva.
7. Es el método de anticoncepción adecuado para las mujeres de mayor edad, especialmente aquellas para quienes son contraindicados los anticonceptivos orales.
8. No interfiere con la lactancia.
9. Es barato.

Desventajas:
1. Debe ser colocado por personal especializado, previo chequeo médico.
2. Debe ser revisado cada 6 a 12 meses por personal especializado.
3. Una infección genital previa puede contraindicar el DIU.
4. Puede ocasionar molestias durante la menstruación en los primeros meses.
5. En ocasiones puede ser expulsado accidentalmente.
6. No todas las mujeres pueden usarlo; es necesario consultar al médico.

Antes de su colocación solicite información al profesional que lo insertará sobre los efectos colaterales y posibles complicaciones.

8. Métodos quirúrgicos:

Son efectivos, permanentes y seguros.

• Salpingectomía:

Es el corte de las trompas de Falopio, de esta manera se evita que el óvulo pase a traves de ellas, lo que evita la fecundación.

• Vasectomía:

Es el corte de los conductos deferentes en el hombre para evitar el paso de los espermatozoides por ellos. De esta manera, evita que los espermatozoides estén presentes en el semen durante la eyaculación.

Bibliografía

1. A.S.P.P.O. *Manual de Psicoprofilaxis Obstétrica.* Lima, Perú, 2ª edición, 1999.

2. Bennet, W. et al. *The educated child.* U.S.A. 1999.

3. C.C.S.S. *¿Qué es el embarazo? Programa Materno Infantil,* San José, Costa Rica, 1993.

4. Diplock, A. *Antioxidant Nutrients and Disease Prevention: An Overview.* American Journal Clinical Nutrition 53, 1995.

5. Savage King. Cómo ayudar a las madres a amamantar. Bogotá, Colombia: Unicef, 1993.

6. FAO/OMS. Serie de Informes Técnicos 729. *Necesidades de Energía y Proteína:* 14-15. 1998.

7. Fernández et al. (1992). *Guía de Estimulación Temprana para Familias de Niños Discapacitados.* Cartago, Costa Rica.

8. Gadowsky y otros. *Biochemical folate, B 12 and iron status of a group of pregnant adolescents accessed through the Public Health System in Southern Ontario.* Journal of the American Medical Association, 1999.

9. Winconsin. *Guía Portage de Educación Preescolar.* E.E.U.U.

10. *II Curso de Desarrollo del niño e Intervención de Estimulación Temprana*, 1990.

11. James N, Martín. *Clínica de Ginecología y Obstetricia.* México, Editorial Interamericana, 2ª edición, 1995.

12. Krause, F. Anderson. *Nutrición y dieta de Cooper.* México, Editorial Interamericana, 1988.

13. Lowdermilk y otros. *Enfermería Materno Infantil.* España, 6ª edición, 1998.

14. *Maternidad y puericultura.* Océano Multimedia. Barcelona, España, 1997.

15. Ministerio de Salud - C.C.S.S. *Normas de atención integral al recién nacido sano.* San José, Costa Rica, Marzo 1994.

16. Ministerio de Salud - C.C.S.S. *Preparación sicofísica para el parto. Guía didáctica y normas. San José,* Costa Rica. Marzo 1995.

17. Naranjo, C. *Algunas lecturas y trabajos sobre Estimulación Temprana.* UNICEF, 1981.

18. Nason, L. (1975). *How to Increase Your Child's Basic Learning Ability.* U.S.A., 1975.

19. Reiner Foundation. *Soy tu hijo.*

20. Olds, S. B. *Enfermería Materno Infantil.* México, Editorial Interamericana, 2ª edición, 1987.

21. Schwrez, Ricardo. *Obstetricia. Argentina,* Editorial El Ateneo, 4ª edición, 1987.

22. C.C.S.S., UNICEF. *Guía de Gimnasia para embarazadas.*

23. Valverde, G. *Juegos y Cantos.* Heredia, Universidad Nacional, 1985.

24. Vázquez Ormeño, Hugo. *Tratado de Planificación Familiar.* San José, Costa Rica. EDNASSS - C.C.S.S., 1998.

Anexos

¡Hola mamita!

Soy yo, tu bebé, ése que llevas dentro de ti.

Quiero aprovechar la oportunidad para hacerte saber todo lo que siento por ti.
Sé que se te debe hacer muy difícil acostumbrarte a la idea de que dentro de poco vas a tener a alguien que te diga mamá. También sé que me deseabas con mucho fervor y aunque pasaste por muchos sufrimientos antes, recibiste mi noticia con mucho amor.

¡Gracias mamita! ¡Te quiero!

Aún no me conoces pero ya me has sentido:

Te he dado algunas molestias pero ha sido porque quiero recordarte que estoy aquí, que ya siento y deseo con ansias salir para poder mirarte y sentir tus caricias, tus besos tan dulces, como lo es tu voz.

Eres la mamita más linda, más buena, más cariñosa... la mejor del mundo.
Dentro de poco acabarán las incomodidades, tanto para tí, como para mí. Algunas veces me siento incómodo, porque ¿sabes? Estoy creciendo muy rápido (gracias a tí) cada día se me hace más pequeño este lugar, y cuando me estiro con fuerza te golpeo. Pero, ya casi salgo y estoy tan feliz, porque sé que a tu lado estaré seguro. Te quiero mucho mamita y ya me despido porque tengo que prepararme para nuestra próxima cita: «mi nacimiento».

Con amor:
«Tu bebé»
Anónimo

EJERCICIOS DE MECÁNICA CORPORAL

Ejercicios de mejoramiento de la postura corporal:

La práctica de los siguientes ejercicios es importante para cuidar y utilizar el cuerpo correctamente durante el embarazo y así aliviar las molestias que se presentan, debido a los cambios fisiogravídicos en articulaciones, músculos y ligamentos.

Los principales son:

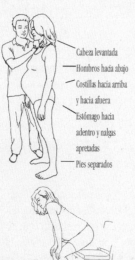

Cabeza levantada
Hombros hacia abajo
Costillas hacia arriba
y hacia afuera
Estómago hacia
adentro y nalgas
apretadas
Pies separados

Al permanecer de pie:

Cuando permanezca de pie recuerde que la parte superior de la cabeza es la más alta del cuerpo. Si usted levanta la cabeza sentirá que el resto del cuerpo se alinea por sí solo, no necesita tensar las nalgas ni los músculos abdominales, con sólo levantar la cabeza, lo demás ocurre naturalmente.

Al sentarse:

Es necesario que la embarazada mantenga la columna recta al sentarse. Para esto, debe utilizar los muslos, sentarse en el borde de la silla y luego empujarse hacia atrás. Trate de tener entreabiertas las piernas y apoyar bien la espalda en el respaldo de la silla.

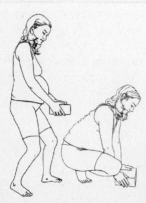

Al agacharse:

Apoyada en algo firme, coloque el pie izquierdo delante del derecho. Rote la rodilla izquierda un poco hacia fuera y, lentamente, baje hasta el suelo, hasta donde pueda llegar, manteniendo las nalgas apretadas y la espalda recta. Levántese y repita. Levántese y repita lo mismo con la otra pierna.

Al acostarse:

Si prefiere estar en posición boca arriba o de espalda, utilice una almohada debajo de las rodillas.

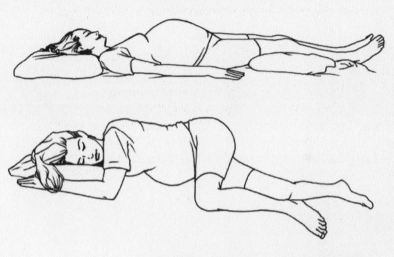

Acomódese, estire las rodillas dejándolas ligeramente flexionadas (una más encogida que la otra). La cabeza debe estar de perfil sobre la almohada. Si está apoyada sobre el lado izquierdo debe estar hacia atrás y el otro hacia adelante. Prefiera su lado izquierdo para dormir.
Use la posición que le sea más confortable.

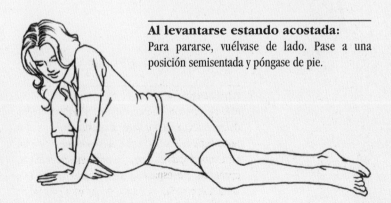

Al levantarse estando acostada:

Para pararse, vuélvase de lado. Pase a una posición semisentada y póngase de pie.

Al subir escalones

Use los pies y las piernas para alzar despacio su cuerpo cuando suba escalones. Al subir cada grada, estire una pierna completamente, mientras la otra pierna, con la rodilla doblada, se prepara para subir.

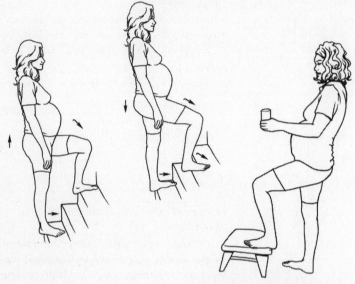

Postura anti dolores de espalda

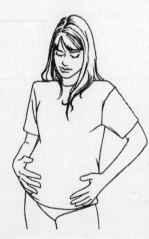

EJERCICIOS DE RELAJACIÓN

Abdomen:

Este ejercicio es bueno para relajarse durante las etapas iniciales del trabajo de parto. Imagine que acaricia la cabeza del bebé, pasando las yemas de los dedos por el abdomen, en sentido transversal, primero con una mano y luego con la otra.

Cabeza y rostro:

Este masaje, así como los próximos de la secuencia son especiales para aliviar la tensión. Separe un poco los dedos, comience encima de las cejas y con las yemas de los dedos aplique el masaje hacia la línea del cabello, estirando las arrugas de la frente.

Separe los dedos. Deslícelos por los lados del cuero cabelludo, comenzando encima y detrás de las orejas hasta llegar con ambas manos a la coronilla. Levante las manos, y deje que el cabello se vaya deslizando entre los dedos.

Masaje de cuello, hombros y espalda:

Cuello, hombros y espalda deben estar derechos. Siéntese en una silla frente al respaldo y apoye la frente en un cojín. Esta posición es buena durante las primeras etapas del parto, pues al estar inclinada hacia adelante, el bebé no presiona la región inferior de la espalda. En este tipo de masaje necesita la ayuda de su pareja, compañero o de alguna persona de confianza. Indicaciones: Tome entre sus manos los hombros de la gestante y apriete hacia arriba, moviendo suavemente los pulgares hacia los demás dedos.

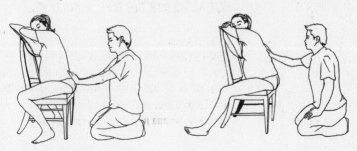

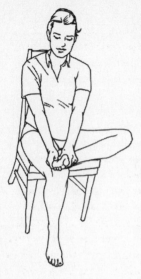

Tobillos y pies:

Siéntese en una silla, en un banquillo o en el suelo. Cruce una pierna sobre la otra, descansando el tobillo sobre la rodilla contraria y dejando colgar el pie libremente. Con ambas manos tome el pie y describa movimientos circulares varias veces para relajar el tobillo. Utilice los pulgares para aplicarse un masaje en la planta del pie, desde el talón hasta los dedos y en sentido inverso. Repita el ejercicio con el otro pie.

El masaje en la cabeza y rostro:

Este masaje es excelente para aliviar el dolor de cabeza y aliviar la tensión del cuero cabelludo. También necesita la ayuda de otra persona. Indicaciones: Siéntese, deje apoyar la cabeza de la embarazada sobre su pecho. Ciérrele suavemente los ojos manteniendo apoyadas las yemas de los dedos contra los párpados hasta que ella deje de sentir necesidad de abrir los ojos. Tome la cabeza con ambas manos y muévala lentamente de un lado al otro hasta sentir que el cuello se relaja. Apriétele suavemente la cabeza con las manos. Suspenda, y lentamente, retire las manos.

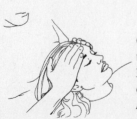

Coloque los dedos sobre la frente de la mujer de tal manera que se encuentren en el centro. Deslícelos hacia afuera, alisando la piel y continue el movimiento hasta retirarlos de la frente.
Apoye las yemas de los dedos sobre el entrecejo.

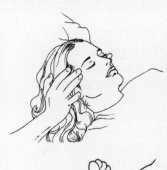

Deslice el dedo corazón sobre las cejas, presionando suavemente para estirar el entrecejo, hasta llegar a la sien. Apriete muy suavemente y luego retire los dedos.

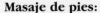

Masaje de pies:

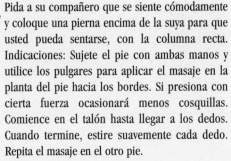

Pida a su compañero que se siente cómodamente y coloque una pierna encima de la suya para que usted pueda sentarse, con la columna recta. Indicaciones: Sujete el pie con ambas manos y utilice los pulgares para aplicar el masaje en la planta del pie hacia los bordes. Si presiona con cierta fuerza ocasionará menos cosquillas. Comience en el talón hasta llegar a los dedos. Cuando termine, estire suavemente cada dedo. Repita el masaje en el otro pie.

Para estirar la parte posterior de las piernas y ayudar a prevenir los calambres, siéntese con las piernas estiradas al frente. Pida a su compañero que le levante la pierna y sosteniendo con la mano empuje los dedos de los pies hacia usted con la otra mano hasta sentir el movimiento. Repita el ejercicio varias veces y cambie de pierna.

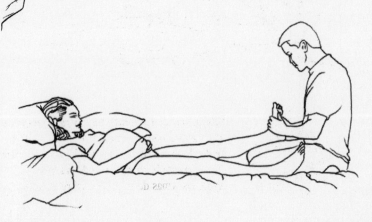

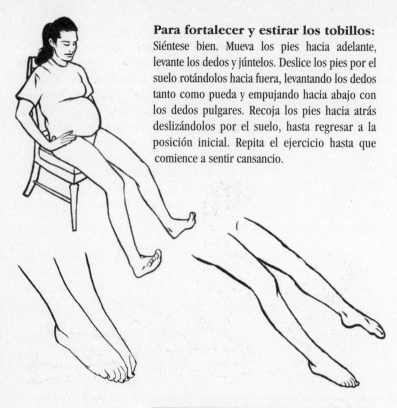

Para fortalecer y estirar los tobillos:

Siéntese bien. Mueva los pies hacia adelante, levante los dedos y júntelos. Deslice los pies por el suelo rotándolos hacia fuera, levantando los dedos tanto como pueda y empujando hacia abajo con los dedos pulgares. Recoja los pies hacia atrás deslizándolos por el suelo, hasta regresar a la posición inicial. Repita el ejercicio hasta que comience a sentir cansancio.

Para fortalecer los pies:

Siéntese bien y estire los pies hacia adelante. Levante los dedos tanto como pueda, sin levantar del suelo los talones. Apriete los dedos y luego estírelos tanto como pueda. Repita esto varias veces.

Para fortalecer los arcos de los pies: Coloque los dedos sobre un libro grueso y levante del suelo los pies. Repita este ejercicio varias veces.

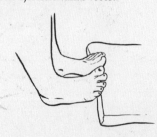

Masaje de brazos y manos:

Pida a su compañero que se recueste contra la pared o que se arrodille frente a usted. Indicaciones: Colóquele las manos en la base del cuello para ayudarla a relajarse. Con movimientos firmes, frótele los brazos hacia abajo, terminando en las manos.

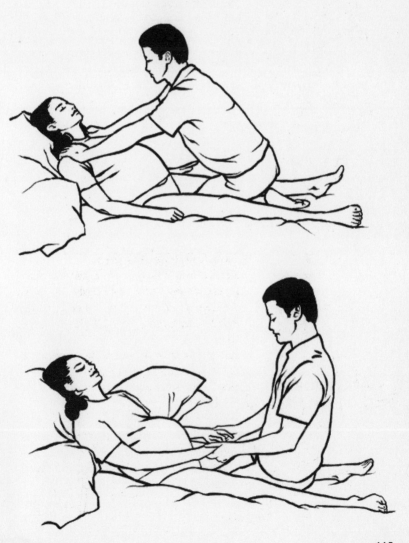

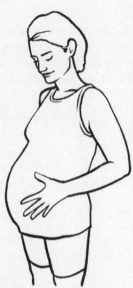

Masaje para el cuerpo:

Después de ducharse o antes de vestirse, hágase un masaje en el abdomen, las caderas, los muslos y los senos. Comience en la parte inferior del abdomen, haciendo movimientos circulares lentos y suaves con ambas manos. Luego ejerza mayor presión llevando el movimiento hacia arriba, por encima del abdomen como si quisiera levantar y acomodar al bebé. Termine el movimiento sobre el abdomen, baje las manos por los lados, regrese al punto de partida. Este masaje es muy confortable durante las últimas etapas del embarazo. Comience de nuevo por los lados, con el mismo movimiento, esta vez prolónguelo hasta rodear los senos.

EJERCICIOS PASIVOS O DE CALENTAMIENTO

Estimulan la circulación, aflojan los músculos y las articulaciones, facilitan movimientos más amplios y reducen el riesgo de calambres y dolores musculares.

Posición de sastre:

Mejora el tono muscular y da flexibilidad a los músculos de las caderas.

Siéntese en el piso, junte las plantas de los pies y acerque los pies a su cuerpo. Coloque sus manos en sus muslos y presione hacia abajo. Notará que los músculos internos se estiran.

La posición de sastre se realiza sentada con la espalda recta y las rodillas lo más cerca posible del suelo.

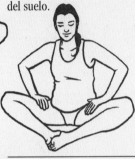

Hombros:

En la posición de sastre, levante y baje los hombros con un movimiento circular. Rote los hombros hacia adelante y luego hacia atrás a un ritmo lento, sintiendo cada uno de los músculos del cuello y los hombros, y la relajación de la espalda. Este ejercicio fortalece los músculos de las mamas ayudando a sostener el mayor peso de los senos durante el embarazo y la lactancia.

Manteniendo la posición de sastre, sin olvidar mantener la espalda recta, estire los brazos al frente, doble las muñecas con los dedos hacia arriba realice círculos amplios con las manos.

Tórax:

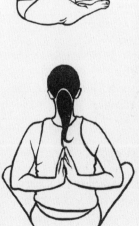

En la posición de sastre y siempre procurando tener la espalda recta, coloque las manos detrás, de tal manera que descansen una junto a la otra contra la espalda, alineadas con los homoplatos, moviendo los codos hacia afuera y hacia atrás. Estire el cuello, respirando normalmente, mantenga la posición durante 20 segundos.

Cabeza y cuello:

Sentada con la espalda recta en la posición de sastre, realice movimientos circulares con la cabeza hacia un lado y hacia otro. Este ejercicio le ayudará a aliviar la tensión y a relajar cuello y hombros. Este mismo ejercicio lo puede realizar sentada.

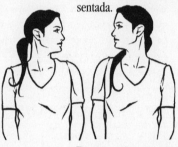

En esta misma posición realice el movimiento llevando la cabeza adelante y atrás lentamente, sintiendo como se estiran los músculos del cuello y de la espalda.

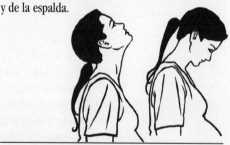

Manos, muñecas y brazos:

Sentada en la misma posición de sastre, extienda los brazos hacia arriba. Al extender, respire profundamente, y al bajar bote el aire. Trate de sentir el diafragma que sube y las costillas que se levantan para que el aire entre.

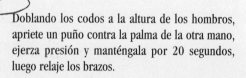

Doblando los codos a la altura de los hombros, apriete un puño contra la palma de la otra mano, ejerza presión y manténgala por 20 segundos, luego relaje los brazos.

EJERCICIOS ACTIVOS

POSICIÓN SENTADA

Muslos:

Posición de sastre o mariposa: Esta posición es de utilidad para la mujer embarazada ya que mejora el tono muscular y da flexibilidad a los músculos de las caderas. Siéntese en el piso y junte las plantas de los pies. Ahora acerque los pies a su cuerpo lo más que pueda. Ponga sus manos en sus muslos y presiónelos hacia abajo suavemente. Notará como los músculos internos de los muslos se estiran.

Cintura:

Continúe en la posición de sastre y con la espalda recta, exhale y rote el tronco hacia la derecha, colocando la mano derecha detrás de usted. Coloque la mano izquierda sobre la rodilla derecha y úsela como palanca para rotar un poco más, estirando los músculos de la cintura. Rote el tronco hacia la izquierda y repita el ejercicio. Aproveche este ejercicio para estirar el cuello.

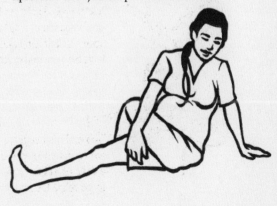

Separación de muslos:

Sentada en el suelo estire las piernas, separándolas lo más que pueda, y empuje sus rodillas hacia afuera, entonces incline su cuerpo hacia adelante y sienta que sus músculos se estiran bastante. Este ejercicio permite hacer más elásticos los músculos de los muslos.

Brazos:

Eleve y junte sus manos sobre su cabeza, estire hacia arriba lo más que pueda. Mantenga esta posición durante unos segundos e inclínese hacia los lados varias veces. Repita.

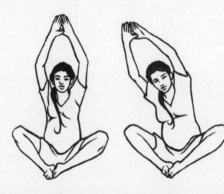

Siéntese con una pierna flexionada y la otra estirada, tomando esta última con ambas manos lo más próximo posible al tobillo. Este ejercicio ayuda al estiramiento de los ligamentos de las piernas. Repítalo con ambas piernas.

EJERCICIOS ACTIVOS

POSICIÓN ACOSTADA

Levantamiento del muslo interior: Fortalece la parte interna del muslo.

Acuéstese en el piso de costado, la cabeza descansando sobre un brazo, con ambas piernas estiradas y abiertas en ángulo de 45 grados, la pierna de arriba levantada en el aire, paralela a la pierna de abajo. Presione la pierna levantada hacia abajo haciendo resistencia y mantenga las caderas rectas y hacia adelante. Vuelva a la posición inicial y repita. Luego cambie de pierna.

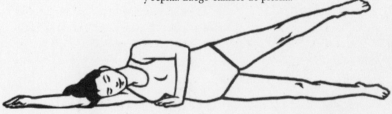

Levantamiento del muslo exterior: Fortalece el muslo exterior, la parte superior de la cabeza.

Acuéstese de costado, con la cabeza descansando sobre un brazo extendido, ambas piernas dobladas hacia el pecho en un ángulo de 45°. Levante la pierna de arriba, resistiendo el levantamiento, manteniendo las piernas paralelas, caderas rectas. Vuelva a la posición inicial y repita. Luego cambie de pierna.

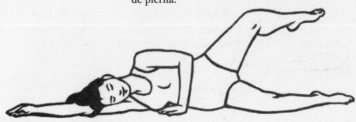

Pelvis:

Aprenda a movilizar fácilmente la pelvis durante el embarazo, le facilitará encontrar la posición más cómoda durante el parto. Ejercitando la pelvis, se fortalecen los músculos abdominales, aumenta la flexibilidad de la región lumbar y disminuye la sensación de peso del útero.

El objetivo de este ejercicio es aumentar la flexibilidad de las articulaciones sacrolumbares.

Estos movimientos le ayudarán a preparar la pelvis para el momento del parto. Se deben realizar rítmica y lentamente, repitiendo seis veces cada uno. Aprender a mover la pelvis con mayor facilidad y confianza, permite encontrar la mejor posición durante la labor de parto.

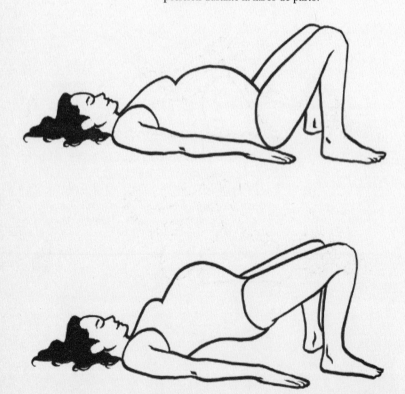

Estiramiento de piernas

Acuéstese y flexione una pierna. Elévela hasta el abdomen. Ayúdese con sus manos. Repítalo con la otra pierna y luego con ambas, ligeramente abiertas y flexionadas.

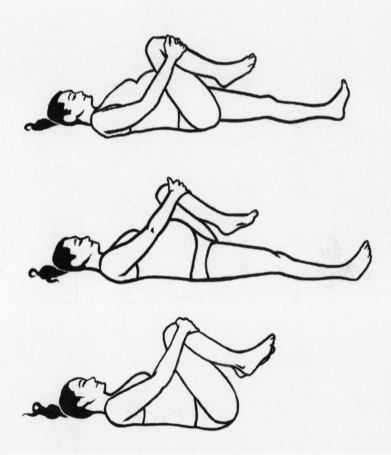

EJERCICIOS ACTIVOS

Posición de pie

Para fortalecer los músculos de las pantorrillas, párese con los pies unidos y las manos apoyadas contra la pared para mantener el equilibrio. Eleve los talones y flexione las rodillas, baje los talones y levántelos nuevamente. Repita varias veces el movimiento hasta que comience a sentir cansancio en las pantorrillas. Vuelva a la posición inicial y sacuda las piernas pare relajarlas al terminar el ejercicio.

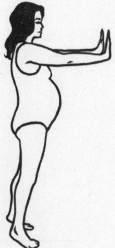
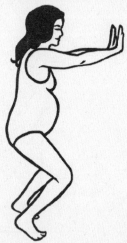

Para la flexibilidad de las caderas y las piernas, párese con los pies juntos, apoyando la mano derecha contra la pared. Levante una pierna y pásela por el frente hasta el otro lado, tocando levemente el suelo. El movimiento oscilatorio debe ser suave y continuo, no suba la pierna más de 45°. Realice el ejercicio seis veces. Cambie de lado y repita el procedimiento con la otra pierna.

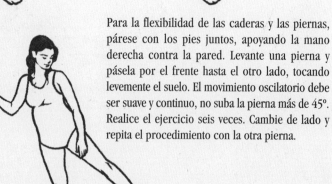

Balanceo de pie:

Párese con la espalda recta y los brazos a los lados (al principio, practíquelo contra la pared, esto la ayudará a hacer el movimiento correctamente). Doble un poco las rodillas y practique el balanceo, las nalgas deben bajar cuando la región lumbar se dobla hacia adentro. Debe mantener los hombros fijos y sólo la pelvis deberá moverse. Mantenga la posición. Relaje e inhale. Balancee la pelvis repitiendo en forma consecutiva el ejercicio sin mover los hombros en ningún momento.

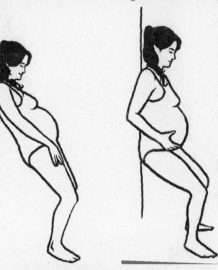

Estiramientos laterales

De pie, estire su brazo por encima de la cabeza flexionando lateralmente el tronco a nivel de la cintura hasta donde pueda. Repita.

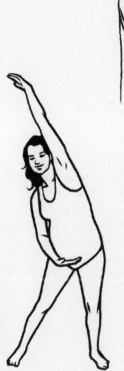

Tomado de UNICEF, Salud Integral de la Mujer, y Seguro Social.
Guía de gimnasia para embarazadas.

Cosas que deben llevarse al hospital

Para la futura mamá:

1-2 batas abiertas por delante para amamantar.
1 brassier especial para facilitar la lactancia.
1 par de calcetas o medias.
1 par de pantuflas.
1 paquete de toallas sanitarias nocturnas.
Ropa cómoda para salir del hospital.
Artículos personales (desodorante, cremas,
cosméticos, cepillo dental, pasta, champú).
Opcional: 1 grabadora pequeña y música instrumental al gusto.

Para el bebé:

1 paquete de pañales desechables, etapa Nº 1.
1 manta de franela.
1 cobija más gruesa.
Ropa para salir del hospital (conjunto completo).
Dentro del hospital consulte qué tipo de ropa puede usar.
Toallitas húmedas.
Dos pares de medias.

Para papá:

Camisa o camiseta.
Artículos personales.
Libros, revistas.
Ropa interior.

*Las señoras que tendrán su bebé en hospitales estatales deben agregar:
Papel higiénico, paños, un vaso, un litro de agua, jabón de baño
personal, toallas sanitarias. Y para el bebé: pañales, toallitas húmedas.

Documentación:

Orden médica de internamiento.
Identificación de ambos con foto (cédula, licencia).
Orden patronal.
Fotocopia de expediente clínico.
Carné prenatal.
Reportes de exámenes o ultrasonidos (si los tiene).

Recomendaciones:

Evite traer artículos de valor, como dinero o joyas, utilice las cajas de seguridad del hospital.

Puede traer cámara fotográfica o de vídeo (pida permiso previo al obstetra que le atiende).

Recuerde que la documentación, protocolos y formas de admisión, varían en cada hospital y región.

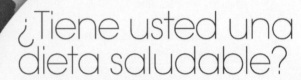

Notas

Notas

Notas

Notas